Rosler

Stuhldiagnostik

Stuhldiagnostik

Diagnostische und therapeutische Praxis

Von Dr. Peter Rosler

Mit 17 Abbildungen
und 4 Tabellen

HAUG

Karl F. Haug Verlag · Heidelberg

Die Deutsche Bibliothek – CIP-Einheitsaufnahme

Rosler, Peter:
Stuhldiagnostik : diagnostische und therapeutische Praxis ; mit 4 Tabellen / Peter Rosler. – Heidelberg : Haug, 1998
ISBN 3-7760-1715-5

Zuschriften und Kritik an:
Dr. Peter Rosler, Reußendorfer Straße 65, 97772 Wildflecken

ISBN 3-7760-1715-5

Satz: Datascan GmbH, 67346 Speyer
Druck und Verarbeitung: Kösel GmbH & Co., 87435 Kempten

Inhalt

Vorwort 9

1 Einleitung 13

2 Intestinale Ökologie 15
2.1 Historischer Überblick 15
2.2 Beziehungen zwischen Körper und Umwelt 18
2.3 Keimbesiedelung des Körpers 18
2.4 Abwehrbarrieren am Darm 20
2.5 Darmflora 22
2.5.1 Entwicklung der Darmflora 23
2.5.2 Bedeutung der Darmflora 24
2.5.3 Kontrolle der Darmflora 25
2.5.4 Zusammensetzung der Darmflora 26
2.6 Zusammenfassung des 2. Kapitels 28

3 Einflüsse auf die intestinale Ökologie 30

4 Einblicke in die intestinale Ökologie 32
4.1 Historischer Überblick 32
4.2 Indikationen für Stuhluntersuchungen 34
4.3 Einflüsse auf die Richtigkeit von Stuhlbefunden 34
4.4 Parameter 35
4.4.1 Stuhlflora mit pH-Wert 36
4.4.1.1 Anaerobe Flora 38
4.4.1.2 Aerobe Flora 42
4.4.1.3 Pilze 47
4.4.1.4 pH-Wert 48
4.4.2 Verdauungsrückstände 50
4.4.2.1 Fette 51
4.4.2.2 Eiweiße 52
4.4.2.3 Zucker 54
4.4.2.4 Ballaststoffe 55
4.4.2.5 Wasser 55

4.4.3 Verdauungsenzyme ... 56
4.4.3.1 Gallensäuren ... 56
4.4.3.2 Chymotrypsin ... 58
4.4.3.3 Pankreatische Elastase ... 59
4.4.4 Körperabwehr ... 61
4.4.4.1 Sekretorisches Immunglobulin A (sIgA) ... 61
4.4.4.2 Lysozyme ... 62
4.4.5 Entzündungsanzeiger ... 63
4.4.5.1 PMN-Granulozyten-Elastase ... 63
4.4.5.2 Alpha-1-Antitrypsin ... 64
4.4.5.3 Histamin ... 64
4.4.5.4 Fäkales Immunglobulin E (fIgE) ... 65
4.4.5.5 Milchsäuren D und L ... 66
4.4.5.6 Okkultes Blut ... 67
4.4.6 Durchfallerreger: Enteropathogene Bakterien, Viren, Parasiten ... 67
4.5 Stufenplan der Stuhldiagnostik – Nutzen des Stuhlbefundes für den Therapeuten ... 69
4.5.1 Basisdiagnostik ... 70
4.5.2 Erweiterte Diagnostik (Gesundheits-Check) ... 72
4.5.3 Spezielle Diagnostik ... 72
4.6 Zusammenfassung des 4. Kapitels ... 73

5 Labordiagnosen aus Stuhlanalysen ... 75
5.1 Stuhlbefund im Normbereich ... 78
5.2 Verdauungsstörungen der einzelnen Nahrungsbestandteile ... 78
5.2.1 Verdauungsstörungen von Fett ... 79
5.2.2 Verdauungsstörungen von Eiweiß ... 82
5.2.3 Verdauungsstörungen von „Zucker“ ... 83
5.2.4 Verdauungsstörungen von Ballaststoffen ... 85
5.3 Abwehrschwäche an der Darmschleimhaut ... 86
5.4 Entzündung an der Darmschleimhaut ... 87
5.5 Nahrungsmittelunverträglichkeit (Histaminose) ... 88
5.6 Nahrungsmittelallergie ... 88

5.7 Mykose des Darmes 90
5.8 Stuhlbefund ohne Zuordnungsmöglichkeit . . . 91
5.9 Zusammenfassung des 5. Kapitels 91

6 Behandlungsmöglichkeiten am Darm 93
6.1 Historischer Überblick und allgemeine Gesichtspunkte 93
6.2 Ernährung – Verdauung – Obstipation 95
6.3 Kräftigung der Körperabwehr 98
6.4 Entzündung und Enteropathogene 99
6.5 Nahrungsmittelunverträglichkeit, -allergie, -intoleranz 101
6.6 Antimykotische Therapie 103
6.7 Bakterielle Dünndarmüberwucherung 105
6.8 Mikrobiologische Therapie 105
6.9 Einfluß von Antibiotika auf die intestinale Ökologie 107
6.10 Zusammenfassung des 6. Kapitels 107

Literatur 109

Stichwortverzeichnis 115

Vorwort

Nur vier Jahre nach Erscheinen der Erstausgabe meines Buches „Die intestinale Ökologie“ ist es nötig, eine Aktualisierung und Erweiterung vorzunehmen, um Therapeuten wie auch interessierte Patienten über neue Erkenntnisse und Zusammenhänge zu informieren.

So wurde insbesondere als Folge der routinemäßigen quantitativen Bestimmung der Verdauungsrückstände die überragende Bedeutung von Ernährung und Verdauung für Zustand und Funktion der intestinalen Ökologie deutlich. Der Verdauung wird daher breiter Raum gewidmet.

Damit wurde klar, daß Stuhluntersuchungen, auch bei Bestimmung zahlreicher Parameter, ohne die quantitative Erfassung der Verdauungsrückstände unvollständig und die Aussagen solcher Analysen einseitig sind. Insbesondere sind alleinige Analysen der Stuhlflora in ihrer Aussagefähigkeit zur Beurteilung der komplexen Vorgänge im Darm stark eingeschränkt und als überholt zu betrachten. Auch die alleinige Untersuchung des Stuhls auf Pilze ist, so wichtig diese Ergebnisse auch sind, als einseitig, unvollständig und überholt anzusehen. Dafür bietet sich der Vergleich eines Blicks durch ein Schlüsselloch mit der Übersicht vom Balkon an.

Deutlich wurde die Bedeutung der Körperabwehr an der Darmschleimhaut und auch der Integrität der Darmschleimhaut als Folge interner oder externer Störungen und/oder als Ursache von Störungen des Fließgleichgewichtes und der Homöostase der intestinalen Ökologie.

Als überholt erscheinen auch sogenannte beispielhafte Befunde bei wichtigen, den Darm tangierenden Krankheitsbildern mit wiederkehrenden Abweichungen; sie wurden nicht übernommen.

Vielmehr sind Stuhlbefunde stets individuell zu sehen. Die Größenordnung der Abweichungen einzelner Parameter gibt Auskunft über das Ausmaß der Veränderungen in den verschiedenen Kompartimenten der intestinalen Ökologie. Störungen eines Kompartimentes, z.B. der Verdauung, müssen nicht zwanghaft Veränderungen eines anderen Kompartimentes bewirken. So wirken sich, wie bisher angenommen, z.B. massive Steatorrhöen nicht auf die Zusammensetzung der Stuhlflora aus. Auch können Störungen in mehreren Kompartimenten gleichzeitig auftreten, wie z.B. Verdauungsstörungen und Abwehrschwäche.

Stuhlbefunde gestatten das Stellen von Labordiagnosen; die häufigsten sind „Verdauungsstörungen“ der Nahrungsbestandteile Fett, Eiweiß, Ballaststoffe und Zucker (allein oder mehrere zugleich als Ausdruck der „Zivilisationskost“), „Abwehrschwäche“ und „Entzündung“. Diese Labordiagnosen können jedoch bei unterschiedlichsten Syndromen wie Fehlernährung, Verdauungsschwäche, Nahrungsmittelunverträglichkeiten und -allergien, Neurodermitis, Umweltbelastungen und Krebs gestellt werden und haben damit verschiedene Behandlungskonzepte zur Folge.

Auch sei ausdrücklich betont, daß die klinische Diagnose vom Therapeuten und nicht vom Laborarzt gestellt wird. Der Therapeut stellt die klinische Diagnose aus einer Vielzahl von Informationen: der Laborbefund hat dabei eine zwar wichtige, aber nur im Zusammenhang mit der klinischen Symptomatik entscheidende Wertigkeit – schließlich soll aufgrund eines Laborbefundes kein Patient als gesund oder krank dargestellt werden.

Aufgrund eines Laborbefundes bzw. einer Labordiagnose können Therapieempfehlungen wie Ernährungsberatung oder Immunstimulierung gegeben werden. Liegt diesen jedoch die Labordiagnose allein zugrunde, also ohne Vorbericht und ohne den Patienten kennengelernt zu haben, sollten sie vom Therapeuten stets kritisch auf Sinnhaftigkeit und Vollständigkeit überprüft werden. Beispielsweise kann aufgrund überhöhten Fettgehaltes im Stuhl die Labordiagnose Steatorrhö gestellt und als Therapie verminderter Fettverzehr empfohlen werden; oder es kann aufgrund mangelhaften sekretorischen Immunglobulins A die Labordiagnose Abwehrschwäche gestellt und als Therapie orale Immunstimulierung empfohlen werden. Bei der klinischen Diagnose Neurodermitis wären diese Therapien sicherlich auch sinnvoll, jedoch unvollständig und damit wenig aussichtsreich.

Neue Erkenntnisse erbrachte der Parameter Gallensäuren: Diese geben nicht nur wichtige Hinweise auf die Ursache von Fettverdauungsstörungen; vielmehr sind sie offensichtlich ein guter Indikator für den Zustand der Dünndarmschleimhaut, die diagnostisch schlecht zugänglich ist, und werden deswegen ausführlich dargestellt.

Bisher wenig beachtete Parameter wie Histamin und fäkales Immunglobulin E gestatten differentialdiagnostische Abgrenzungen von Nahrungsmittelunverträglichkeiten (wie Histaminose) und -allergien.

Diese auf breiter Basis verbesserten und evaluierten diagnostischen Möglichkeiten stellen die Stuhlanalyse nun auf eine höhere, ernstzunehmendere Stufe. Somit verlassen Stuhluntersuchungen endgültig den mystisch-esoterischen Bereich und etablieren sich über die alternative Medizin hinaus zunehmend auch in der Schulmedizin.

Wildflecken/Rhön, Sommer 1998 *Dr. Peter Rosler*

1 Einleitung

Dieses Buch beschreibt die Bedeutung der intestinalen Ökologie, der „inneren" Umwelt im Darm für Gesundheit und Krankheit unseres Körpers; es zeigt die diagnostischen Möglichkeiten durch Stuhluntersuchungen auf und skizziert allgemeine und spezielle Behandlungsmöglichkeiten des Darms.

Zum ersten Mal werden die Kenntnisse um die Zusammenhänge zwischen Umwelt und Körper, Ernährung und Verdauung, Entzündungs- und Abwehrvorgängen an der Darmschleimhaut zusammengefaßt und mit eigenen Erkenntnissen des Autors ergänzt.

Diese Erkenntnisse sind das Ergebnis der täglichen Routinearbeit des Autors im spezialisierten Fachlabor, des Überblicks zehntausender Stuhlbefunde und unzähliger Gespräche mit den Nutznießern dieser Befunde – den Therapeuten in Praxis und Spezialkliniken.

Die Aktualität dieser Darlegungen wird durch zunehmende Belastungen unseres Körpers über Nahrung, Trinkwasser und Atemluft belegt. Diese Belastungen äußern sich durch Mängel an Vitalstoffen, Schwächen der Körperabwehr, subklinische Darmschleimhautentzündungen sowie Unverträglichkeiten von Nahrungsmitteln als Wegbereiter für Allergien und Krebs.

Deutlich werden in Stuhlbefunden auch Mängel der Ernährung: Die sogenannte Zivilisationskost enthält zu viel Fett und zu wenig Ballaststoffe. Dadurch werden Obstipation, Übergewicht, Bluthochdruck, Arteriosklerose und Infarkt gefördert mit geschätzten jährlichen Folgekosten in Höhe von 115 Milliarden DM (zitiert nach Prof. Pudel, Deutsche Gesellschaft für Ernährung).

Monokausale und symptomorientierte Betrachtungsweisen dieser Problematik werden den großen medizinischen, sozialen und finanziellen Problemen nicht gerecht. Vielmehr verlangt die Komplexität dieser Krankheitsbilder ein umfassendes, ganzheitliches Vorgehen in Diagnose und Therapie. Um die Gesundheit des Körpers wiederherzustellen, steht das Finden und Vermeiden der Störungsursachen im Vordergrund.

Der Verdauungstrakt ist mit ca. 400 m^2 die größte Kontaktfläche unseres Körpers mit der Umwelt. Die vollständige Funktionsfähigkeit der Darmschleimhaut ist wichtig für die ungestörte Aufnahme von Nahrungsbestandteilen und Flüssigkeiten wie auch für die strikte Trennung des Körperfremden vom Körpereigenen und damit der Bewahrung der Integrität.

Diagnostische Möglichkeiten am Verdauungstrakt sind bildgebende (Ultraschall, Röntgen) und invasive Verfahren (Gastroskopie, Koloskopie). Eine weitere Möglichkeit sind Stuhluntersuchungen: sie sind nichtinvasiv und nicht belastend, sie geben darüber hinaus schnell und kostengünstig wichtige Informationen über Ernährung, Verdauung, Körperabwehr und Entzündung.

2 Intestinale Ökologie

Die intestinale Ökologie ist das Fließgleichgewicht, die Homöostase zwischen dem Darminhalt und den vier Abwehrbarrieren am Darm. Der Darminhalt (Chymus) besteht aus mehr oder weniger verdauten Nahrungsbestandteilen und Flüssigkeiten. Die Integrität des Körpers wird durch vier Abwehrbarrieren gewährleistet. Diese sind, vom Körperäußeren, vom Darmlumen beginnend zum Körperinneren: die Darmflora, der Darmschleim (Glykokalix), das Darmepithel und das darmassoziierte Immunsystem. Dieses „Ökosystem" wird weitgehend von der Nahrung und der Verdauung, dem Zustand der Schleimhaut und der Körperabwehr beeinflußt. Physiologische, ungestörte Verhältnisse des Fließgleichgewichtes werden sinnhaft nicht erfaßt; sie äußern sich als Wohlbefinden des Körpers.

Störungen eines Kompartimentes haben unmittelbare Auswirkungen auf die anderen Kompartimente – das Fließgleichgewicht wird beeinflußt. Es entstehen pathologische Verhältnisse, die als Unwohlsein, als Krankheitssymptome erfaßt werden. Die klinische Symptomatik des Verdauungstraktes ist diffus und uncharakteristisch, im Vordergrund stehen Meteorismus, Flatulenz, Diarrhö, Obstipation und „Unverträglichkeit", die keinerlei Hinweise auf die Ursache(n) der Störung(en) geben.

2.1 Historischer Überblick

Mikrobiologische Untersuchungen des Stuhls wurden seit den Frühzeiten der Bakteriologie zum Nachweis von Durchfallerregern angewendet. Doch galt schon frühzeitig die Aufmerksamkeit bestimmter Wissenschaftler auch anderen Darmkeimen, deren Nachweis im Stuhl nicht vordergründig mit Durchfällen im Zusammenhang stand. Als Folge verbesserter mikrobiologischer Arbeitsmethoden und technischer Möglichkeiten zeigte sich, daß Haut und Schleimhäute des Körpers von Mensch und Tier von einer Vielzahl von Keimgattungen und -arten besiedelt sind. Diese Besiedelung zeigt in Arten und Anzahl der anzüchtbaren Keime bei Gesunden Regelmäßigkeiten. Durch Anzucht, Zählung und Bestimmung insbesondere der Darmkeime wurde versucht, Rückschlüsse auf Gesundheit – bei Normalität – bzw. auf Krankheit – bei Abweichungen in Arten und Mengen – zu ziehen. Abweichungen wurden mit bestimmten Krankheitsbildern ursächlich in Beziehung gebracht.

Der deutsche Kinderarzt Theodor Escherich beschrieb 1885 einen physiologischen Darmkeim, der ihm zu Ehren als Escherichia (E.) coli bezeichnet wurde.

Nissle fand 1916 neben physiologischen E. coli mitunter auch sog. „degenerierte" E. coli, die auf Anzuchtmedien andere Eigenschaften aufwiesen. Diese Veränderung im Darm bestimmter Personen bezeichnete er als „Dysbakterie". Er definierte diese 1932 als deutliche Abweichung der „Darmflora" von der Norm, mit Überwuchern der „guten" physiologischen (laktosevergärenden) E. coli durch sog. „Dyspepsie-Coli" (nicht laktosevergärend) und andere aerobe Keime, wobei er sie als eigenständige Krankheit, als Ursache von Beschwerden ansah. Er versuchte die Behandlung durch Verdrängung mittels Einnahme lebender, „antagonistischer" E. coli – der Beginn der „Mikrobiologischen Therapie".

Scheunemann meinte 1920, daß Krankheitszustände auch mit Keimen im Darm, die nicht Durchfall erregen, zusammenhängen, und bezeichnete diesen Zustand als „Dysbiose".

Hoffmann beschrieb 1966 „Dysbakterie" als bakterielle Fehlbesiedelung des Darmes, jedoch als Symptom einer Krankheit und nicht als eigenständige Erkrankung.

Haenel definierte 1968 „Eubiose“ als statistische Norm der züchtbaren Darmflora, die aus einer Hauptflora anaerober Keime (ca. 90%), einer Begleitflora aerober Keime (ca. 10%) und einer Restflora anaerober und aerober Keime und Pilze (ca. 1%) besteht. Als „Dysbiose“ bezeichnete er Verschiebungen größeren Ausmaßes der vorgegebenen Relationen, das Verschwinden von Arten und das Überwuchern von Pilzen.

Knoke und Bernhardt fügten 1986 der Haenel-Definition eine neue Sichtweise hinzu. Sie sehen Dysbiose als Risikofaktor, als begleitenden oder erschwerenden Umstand einer Krankheit, der jedoch nur bei klinischer Symptomatik behandlungsbedürftig sei.

Ruckdeschel erweiterte 1987 die Definition von Eubiose als ungestörtes Verhältnis zwischen Darmflora und Wirt. Dysbiose sei das gestörte Verhältnis zwischen dem Wirt und der von der Norm abweichenden Besiedelung des Darmes.

Abrams brachte 1990 den Begriff „Dysturbation“ ein als isolierte oder kombinierte Veränderungen im Gesamtgehalt der Keime, in deren Spektrum und Stoffwechsel und deren Besiedelungsstandorten.

Ein aktueller, allgemein anerkannter Begriff des Fließgleichgewichtes im Darm fehlt. Die vielerorts noch übliche isolierte Betrachtung der Darmflora sowie die durch den Begriff Dysbiose beschriebenen Zustände sind durch neue Erkenntnisse überholt.

Die Analyse der Stuhlflora ist nach wie vor wichtig, doch sind die daraus ableitbaren Schlußfolgerungen zum Zustand der intestinalen Ökologie geringwertig und werden von anderen Parametern wie den Verdauungsrückständen und dem sekretorischen Immunglobulin A sowie den Entzündungsmarkern verdrängt und relativiert. Erstaunlich ist auch die Konstanz der Stuhlflora unter widrigen Umständen wie massiven Verdauungsstörungen oder Entzündungen.

2.2 Beziehungen zwischen Körper und Umwelt

Der Kontakt zwischen unserem Körper und der Umwelt findet an Haut und Schleimhäuten statt. Die Haut hat mit ca. 2 m^2 die kleinste Fläche. Bedeutender sind die Schleimhäute der Luftwege mit ca 100 m^2, der Harnwege mit ca. 1 m^2 und des Verdauungstraktes mit ca. 400 m^2. Der Körper verfügt über Einrichtungen, die einerseits die kontrollierte Aufnahme körperfremder, aber lebensnotwendiger Stoffe – Nahrung, Flüssigkeit, Atemluft – gestatten. Andererseits werden die Integrität und die Eigenheit des Körpers gegenüber körperfremden, „gefährlichen“ Stoffen – Nahrungsbestandteilen, Mikroorganismen – bewahrt. Die größten und effektivsten Schutzeinrichtungen befinden sich an der größten Kontaktfläche, dem Darm.

2.3 Keimbesiedelung des Körpers

Die Entwicklung eines Embryo bzw. Fötus in der Gebärmutter oder im Ei findet in keimfreier Umgebung statt. Das Neugeborene hat unter der Geburt zum erstenmal mit den Keimen der Körperflora der Mutter und der Standortflora der Umgebung Kontakt. Diese Keime breiten sich unkontrolliert in den neuen ökologischen Nischen – Haut und Schleimhäuten – aus. Diese Besiedelung stabilisiert sich nach einigen Wochen aufgrund von Anpassungsprozessen der Keime. In Abhängigkeit von Ernährung, Alter und hormonellen Umstellungen bleiben die Keimfloren der verschiedenen Körperteile über lange Zeiträume konstant.

Jedes Lebewesen ist mit Keimen besiedelt. Keimfreies Leben ist möglich – sog. Gnotobionten –, doch ist die Körperabwehr solcher Lebewesen untrainiert, und bei Kontakt mit Umgebungskeimen fallen sie diesen schnell zum Opfer.

Die Keime der Körperfloren werden als lebensnotwendig angesehen. Es ist weniger die Bildung bestimmter Stoffwechselprodukte (Vitamine, Eiweiß, Fettsäuren), die dem Körper nützlich sind. Vielmehr bilden die Körperfloren eine erste, unspezifische Barriere, die körperfremde, mit Nahrung, Flüssigkeit oder Körperkontakt aufgenommene Keime laufend und wirkungsvoll am Anhaften und Vermehren hindert.

Zwischen den Keimen der Körperfloren und dem Körper bildet sich ein Gleichgewicht aus. Der Körper schützt sich mittels spezifischer und unspezifischer Einrichtungen vor dem übermäßigen Vermehren „seiner" Keime und dadurch vor Störung und Gefährdung. Bei einem Versagen oder Beendigen dieses Schutzes wird der Körper auch von „seinen" Keimen dem natürlichen Kreislauf zugeführt.

Die *Flora der Haut* besteht hauptsächlich aus aeroben (sauerstofftoleranten) Bakterien der Gattungen Staphylococcus und Corynebacterium und wenigen anaeroben (sauerstoffempfindlichen) Propionibakterien. Die Verteilung dieser Keime auf der Haut ist unterschiedlich; größere Mengen von 10^4–10^5 KbE/cm^2 (kolonienbildende Einheiten, d.h. nur anzüchtbare Keime können gezählt werden) befinden sich bei ausreichender Feuchtigkeit um die Körperöffnungen und in den Gelenkbeugen.

In der *Flora der Atemwege* in Nase, Mund, Rachen, Kehlkopf und im oberem Drittel der Luftröhre befinden sich hauptsächlich Anaerobier wie Bifidobacterium und Lactobacillus (auch Bacteroides und Eubacterium) und mäßig Aerobier wie Streptococcus, Neisseria, Corynebacterium in Mengen bis 10^9 KbE/ml. In geringen Mengen kommen insbesondere im Mund die unerwünschten Karieserreger wie Streptococcus mutans vor.

Die *Flora der Vagina* besteht hauptsächlich aus Anaerobiern wie Bifidobacterium und Lactobacillus (auch Bacteroides und Peptostreptococcus) und wenigen Aerobiern wie E. coli und Enterococcus. Diese „Säuerungsflora“ gibt insbesondere geschlechtsaktiven Frauen einen guten Schutz vor Darmkeimen und Pilzen. Die Keimmengen können 10^7 KbE/ml erreichen. Infolge hormoneller Umstellungen können sich die Bedingungen auf der Schleimhaut ändern, infolge Verminderung der Säuerungsflora können Keime wie Gardnerella (verursachen Vaginose), Bacteroides (verursachen Vaginitis) oder Pilze aufwuchern.

Die *Flora des Darmes* wird ausführlich in Kap. 2.5 beschrieben.

2.4 Abwehrbarrieren am Darm

Die dauerhafte, erfolgreiche Trennung von Körperfremdem und Körpereigenem zur Bewahrung der Integrität des Körpers erfolgt am Darm mittels vier hintereinanderliegender Barrieren. Diese sind, vom Körperäußeren, vom Darmlumen aus zum Körperinneren zu gesehen:

- Die mikrobielle Barriere: die Darmflora, eine Lebensgemeinschaft von ca. 150 verschiedenen Bakteriengattungen und -arten, die optimal an die Bedingungen des Darmmilieus angepaßt sind. Störungen wichtiger Keimgruppen, z.B. der Säurebildner als Folge von Antibiotikatherapie, gestatten die unkontrollierte Vermehrung von Fäulniskeimen oder Pilzen.
- Die humorale Barriere: der Darmschleim (Glykokalix), eine die Darmschleimhaut schützende Schicht von ca. 0,5 mm aus Mukopolysacchariden. Diese sind ein wichtiges Nährsubstrat für die Darmflora, die zugleich durch in großen Mengen gebildete Lysozyme und sekretorisches Immunglobulin A an übermäßiger Vermehrung gehindert werden. Weitere Bestandteile sind die Immunglobu-

line G, M und E und Komplement. Bei Störungen der Schleimbildung werden wichtigen Keimgruppen Nährsubstrate entzogen; sie können sich nicht in den physiologischen Mengen halten. Störungen der Körperabwehr gestatten möglicherweise unerwünschten Keimen oder Pilzen eine ungehemmte Vermehrung und stellen damit eine Belastung des Körpers dar.

- Die anatomische Barriere: die Darmschleimhaut, gebildet aus eng verbundenen Epithelzellen (tight junctions) mit der Funktion, kontrolliert Nahrungsbestandteile und Flüssigkeit durchzuschleusen und dabei größere Partikel und Mikroorganismen fernzuhalten. Bei Störungen, z.B. Entzündung, wird diese Barriere durchlässig (ein pathogenetischer Vorgang bei Neurodermitis und Allergien). Zwischen den Epithelzellen befinden sich in großer Zahl wichtige Träger der Körperabwehr, intraepitheliale Lymphozyten, die das sekretorische Immunglobulin bilden und auf die Oberfläche der Schleimhaut ausschleusen.

- Die immunologische Barriere: das darmassoziierte Immunsystem mit den ca. 100 Peyer-Platten im Dünndarm (kontrollierte Aufnahme von Mikroorganismen zur Information), dem Appendix hinter der Bauhin-Klappe (verhindert das Aufsteigen der Keime der Dickdarmflora in den Dünndarm), den Lymphfollikeln im Dickdarm und den intraepithelialen Lymphozyten im gesamten Darmbereich (bilden täglich 8–10 g sekretorisches Immunglobulin A als „Abwehrfilm"). Insgesamt befinden sich 80% der Abwehrkapazität des Körpers an den Schleimhäuten, 60% am Darm.

Diese lokale Abwehr wird durch die systemische Abwehr im Blut (Makrophagen, Monozyten, Immunglobuline G und M, Komplement) unterstützt. Durch Umweltbelastungen oder Immunsuppressiva kommt es zu einer verminderten Aktivität der Abwehr; die Standortflora oder Pilze können sich ungehindert übermäßig vermehren.

Die Wirksamkeit der Barrieren nimmt zum Körperinneren hin ab, ihre Spezifität hingegen nimmt zu. Sie stehen in einem innigen geweblichen und funktionellen Kontakt und können ihre Funktionen nur im Zusammenwirken, im Fließgleichgewicht, der Homöostase, erfüllen. Störungen einer Barriere wirken sich unmittelbar auf die anderen Barrieren aus, das Fließgleichgewicht ist gestört, es drohen Beeinträchtigungen.

Der laufende Austausch zwischen den Barrieren umfaßt vom Körperäußeren zum Körperinneren: Absorption von Nahrungsbestandteilen und Flüssigkeit, Persorption von Zellbestandteilen als Information und Training der Abwehr und Translokation lebender Keime, die von der Abwehr im Blut aufgefangen werden. In umgekehrter Richtung umfaßt dieser Austausch die Desquamation von Epithelzellen, die Sekretion von Schleim und Komponenten der lokalen Abwehr und die Exkretion unverdauter Nahrungsbestandteile.

2.5 Darmflora

Die Darmflora ist eine Lebensgemeinschaft von ca. 150 Bakteriengattungen und -arten. Die oftmals zitierten über 400 Gattungen sind ein Lesefehler. Aus historischen Gründen – wegen der anspruchslosen Anzüchtbarkeit – wird von vielen Seiten auch heute noch E. coli eine überragende Rolle zugeteilt. Faktisch besteht die Darmflora zu 95–99% aus anaeroben Bakterien, die Rolle aerober Bakterien wie E. coli ist somit sicherlich sekundär.

Bei mikroskopischen Zählungen werden 10mal höhere Zellzahlen ermittelt, als unter optimalen Bedingungen auf künstlichen Nährmedien angezüchtet werden können. Dies zeigt eindrucksvoll unsere trotz großer Fortschritte insgesamt geringen Kenntnisse über diesen Teil des intestinalen Biotops.

2.5.1 Entwicklung der Darmflora

Die nach der Geburt einsetzende Kolonisierung des Darmes des Neugeborenen mit Keimen aus der Umgebung ist unkontrolliert. In Abhängigkeit von Ernährung und Körperabwehr stabilisiert sich die Flora nach wenigen Wochen.

Insbesondere bei mit Brustmilch genährten Säuglingen bildet sich eine von Bifidobakterien dominierte Flora mit hohem Schutzwert aus. Große Mengen von Milch-, Essig- und Propionsäure aus dem Kohlenhydrat-(Laktose-)stoffwechsel der Bifidobakterien senken den pH-Wert des Darmmilieus auf Werte von 4,5–5,0, die von Durchfallerregern nicht toleriert werden.

Bei mit Formula-Diäten genährten Säuglingen bildet sich eine den Erwachsenen ähnliche, von Bacteroides dominierte Flora aus. Das Darmmilieu weist pH-Werte im neutralen Bereich auf, die nicht vor Enteropathogenen schützen.

Bei der folgenden Ernährung mit Mischkost bildet sich eine stabile Flora mit den angegebenen Normbereichen aus. Einflüsse der Nahrung, z.B. fettreiche plus ballaststoffarme Zivilisationskost in der 1. Welt oder kohlenhydrat- plus faserreiche Kost in Ländern der 3. Welt, werden wiederholt behauptet. Bei routinemäßiger quantitativer Bestimmung der Verdauungsrückstände im Fachlabor zeigt sich deutlich eine bemerkenswerte Stabilität und Konstanz der Darmflora, unabhängig von der Ernährung bzw. Verdauung. Postulate wie: Clostridien vermehren sich übermäßig bei überhöhtem Verzehr von Fett/Eiweiß, Bifidobakterien und Laktobazillen können sich in fetthaltigem Milieu nicht halten, Pilze brauchen größere Mengen Zucker, sind nicht belegt, sie können widerlegt werden durch oftmalige gegenteilige Beobachtungen.

Offensichtlich verfügen die optimal an das Darmmilieu adaptierten Keime der Darmflora über vielfältige Ausweichmöglichkeiten in der Nahrungsbeschaffung und lassen sich durch einseitigen „Nahrungsentzug" nicht beeindrucken.

2.5.2 Bedeutung der Darmflora

In der intestinalen Ökologie hat die Darmflora bedeutungsvolle Funktionen. Die Kolonisationsresistenz ist die Widerstandsfähigkeit, die die Darmflora einer Besiedelung durch Fremdkeime entgegensetzt. Sie ist als unspezifisch zu sehen; die Keime der Darmflora besetzen alle Rezeptoren an den Epithelzellen der Schleimhaut, d.h. aufgenommene Keime finden keine freien ökologischen Nischen vor. Die Kolonisationsresistenz wird von der Gemeinschaft aller Keime der Darmflora getragen, die wichtigste Rolle spielen sicherlich die mengenmäßig dominierenden Bacteroides.

Das Training der Körperabwehr ist ein dauernder Vorgang: laufend wird über die Peyer-Platten im Dünndarm ca. 1% der passierenden Mikroorganismen aufgenommen. Dies sind sowohl Keime der Darmflora wie auch solche aus der belebten Umwelt. Dadurch ist die Körperabwehr ständig über das Vorkommen möglicher „Feinde" informiert und kann stets schnell und angemessen mittels Bildung sekretorischen Immunglobulins A und anderer Antikörper reagieren. Dieser hohe Trainingszustand kann durch übertriebene hygienische Lebensweise nicht erreicht werden. Extrem gefährdet, selbst durch banale Umweltkeime, sind keimfrei zur Welt gebrachte und aufgezogene Tiere, sog. Gnotobionten, da deren Körperabwehr völlig unvorbereitet ist.

Die Stoffwechselleistungen der „Biomasse" Darmflora mit ca. 1 kg Gewicht und ca. 10^{14} lebenden Zellen entsprechen denen der Leber. Nützlich sind kurzkettige Fettsäuren aus dem Kohlenhydratstoffwechsel (Gärung) wie Milch-, Essig-, Propion-, Buttersäure, gebildet insbesondere von

Anaerobiern wie Bacteroides, Bifidobakterien, Laktobazillen. Sie sind im Dickdarm eine wichtige Energiequelle der Enterozyten und wirken durch Ansäuern des Darmmilieus fäulnishemmend. Ungünstig und ggf. belastend sind biogene Amine (Leichengifte) wie Indol, Phenol, Skatol, Kadaverin, Putrescein, Ammoniak und Schwefelwasserstoff aus dem Eiweiß- und Fettstoffwechsel (Fäulnis) von Clostridien, Proteus und E. coli. Auch Kohlendioxid und Alkohole, gebildet von Pilzen, können die Entgiftungskapazitäten der Leber überfordern.

2.5.3 Kontrolle der Darmflora

Die Darmflora unterliegt einer Vielzahl kontrollierender Einflüsse, die vom Körper und den einzelnen Keimgattungen ausgehen.

Zu den Möglichkeiten des Körpers zählen Milieufaktoren: Temperatur, Wassergehalt, Redoxpotential, pH-Wert und bereitgestellte Nährsubstrate sowie der Ausspüleffekt der Peristaltik. Jede Keimgattung hat im Darmmilieu Bereiche der Verträglichkeit und der optimalen Anpassung. Verändern sich die Bedingungen ungünstig, kann die übliche Vermehrungsrate nicht gehalten werden. Die dadurch möglicherweise verbesserten Bedingungen für andere Keimgattungen wie auch der verminderte „Umweltdruck“ der ungünstig versorgten Gattung bewirken erhebliche Verschiebungen der Relationen, das Anfluten ungewohnter Stoffwechselprodukte und schädliche Auswirkungen auf den Körper.

Der Körper verfügt auch über Angriffspotentiale, um die übermäßige Vermehrung der Darmflora zu verhindern: Säuregehalt des Magensaftes, Verdauungssäfte und Verdauungsenzyme, bakterienauflösende Lysozyme und die Anheftung verhindernden Antikörper wie das sekretorische Immunglobulin A.

Die Keimgattungen verfügen über allgemeine Möglichkeiten: Adhäsion (Anheftung) mittels Fimbrien und Pili an Strukturen der Epithelzellen; Adaptation (Anpassung) an Milieubedingungen wie Temperatur, pH-Wert, Redoxpotential, Nährsubstrat; Kolonisation (Vermehrung) unter den gegebenen Bedingungen und Selektion (Auswahl) eingedrungener Keime. Eingedrungene Keime können sich mittels Intoxikation (Vergiftung) von Zellen, Hämolyse (Auflösung) roter Blutkörperchen, Zytolyse (Zellauflösung), Proteolyse (Auflösung von Antikörpern) Vorteile sichern, die ihnen dann Anheftung, Anpassung und Schädigung des Körpers durch Vermehrung ermöglichen.

Spezielle Möglichkeiten der Keimgattungen sind Synergismus (Zusammenleben zum gegenseitigen Nutzen wie Bifidobakterien und Laktobazillen), Antagonismus (Zusammenleben zum gegenseitigen Schaden wie Säurebildner und Fäulniskeime), Konkurrenz um Nährsubstrate (z.B. Mukopolysaccharide aus Darmschleim), Bildung von Nährsubstraten (Stoffwechselprodukte wie kurzkettige Fettsäuren, Wasserstoff, Methan, Kohlendioxid werden von anderen Gattungen verwertet), Bildung schädigender Stoffe (Wasserstoffperoxid = freie Radikale durch Laktobazillen und Enterokokken; Bakteriozine = Antibiotika wie Colizine, Laktozidine), Übertragung von Erbeigenschaften (Antibiotikaresistenz).

2.5.4 Zusammensetzung der Darmflora

Eine Übersicht der Keimgattungen und -arten, der Normbereiche und der möglichen Abweichungen befindet sich in der „Stuhlflora-Matrix".

Je nach Standort ist die Flora im Verdauungstrakt nach Arten und Mengen unterschiedlich zusammengesetzt. Keime der Flora der oberen Luftwege, die laufend mit dem

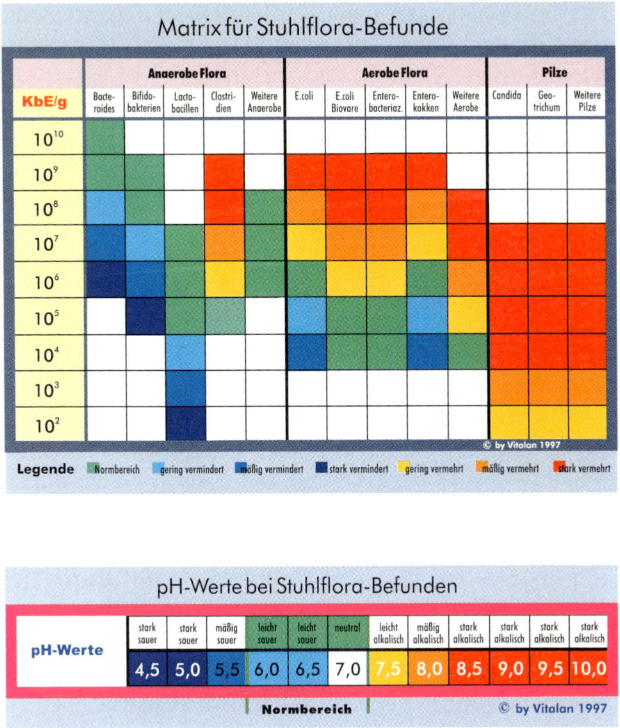

Abb. 1: Matrix für Stuhlflora-Befunde

Speichel abgeschluckt werden, wie auch Keime aus aufgenommener Nahrung und Flüssigkeit werden in hohem Maße durch einen pH-Wert von 1–2 im Magen abgetötet.

Der Magen kann von geringen Mengen bis 10^3 KbE/ml säuretoleranter Laktobazillen, Enterokokken und Hefen besiedelt werden. Bei Mängeln der Säurebildung können diese Mengen deutlich ansteigen. Die Besiedelung des Magens mit Helicobacter pylori wird hier nicht dargestellt, da dieser Keim in der Regel nur in Magenbiopsaten nachgewiesen wird.

Im Dünndarm können bis zu 10^5 KbE/ml Laktobazillen und Enterokokken mit wichtigen Abwehrfunktionen siedeln. Mittels Wasserstoffperoxid = freie Radikale, großen Mengen saurer Stoffwechselprodukte und Lactocidinen = Antibiotika gestalten sie das Milieu für aufgenommene Keime ungünstig. Seltener kommen E. coli und Bacteroides vor. Bei Keimzahlen von mehr als 10^6 KbE/ml spricht man von bakterieller Überwucherung, die mit Verdauungsstörungen und Blähungen einhergeht. Gelingt es Keimen der Dickdarmflora, in den Dünndarm aufzusteigen (z.B. nach Resektion), verschlechtert sich die Symptomatik vor allem wegen Fettverdauungsstörungen infolge Dekonjugierung (Unwirksammachung) der Gallensäuren durch Bacteroides.

Die eigentliche Darmflora befindet sich jenseits der Bauhin-Klappe im Dickdarm. Sie enthält 10^{10}–10^{11} KbE/g, zu 95–99% Anaerobier der Gattungen Bacteroides, Bifidobacterium und Lactobacillus (seltener Clostridium, Peptostreptococcus, Veillonella, Eubacterium, Fusobacterium). Der Anteil aerober Keime liegt bei 1–5%, hauptsächlich E. coli, Enterokokken und weitere Enterobakteriazeen (seltener Bacillus, Staphylococcus, Streptococcus, Pseudomonas). Pilze befinden sich normalerweise nicht im Darm, doch können geringe Mengen von Hefen (Candida, Saccharomyces) und Schimmelpilzen (Geotrichum, Aspergillus, Penicillium, Mucor) bei 10^2 KbE/g toleriert werden.

2.6 Zusammenfassung des 2. Kapitels

Im 2. Kapitel wird die Bedeutung der intestinalen Ökologie, d.h. des ungestörten Fließgleichgewichtes zwischen dem Darminhalt, der Darmflora, dem Darmschleim, der Darmschleimhaut und dem darmassoziierten Immunsystem für das Wohlbefinden unseres Körpers beschrieben.

Um die Verhältnisse im Darm beurteilen zu können, wurden schon frühzeitig mikrobiologische Stuhluntersuchungen herangezogen. Die normmäßigen Verhältnisse der Keimgattungen zueinander wurden als Eubiose, Abweichungen davon als Dysbiose bezeichnet. Diese Begriffe sind überholt.

Ausführliche Beschreibungen der vier Abwehrbarrieren am Darm umreißen das aktuelle Wissen.

Die Darmflora wird ausführlich in ihrer Entwicklung, Bedeutung, Kontrolle und Zusammensetzung dargestellt.

3 Einflüsse auf die intestinale Ökologie

Die einzelnen Kompartimente der intestinalen Ökologie werden durch mannigfaltige äußere und innere Faktoren in unterschiedlichem Maße beeinflußt.

Äußere körperfremde Faktoren sind:

- Die Nahrung wurde stets als direkteste und wirkungsvollste Möglichkeit der Einflußnahme insbesondere auf die Darmflora angesehen. Kohlenhydrat- und ballaststoffreiche Nahrung sollte die Säuerungsflora unterstützen – belegt durch Studien in Asien und Afrika. Fett- und eiweißreiche Kost sollte die Säuerungsflora behindern und Fäulniskeime fördern – belegt durch Studien in Europa und Nordamerika. Die routinemäßige quantitative Bestimmung der Verdauungsrückstände im Fachlabor zeigt bei zehntausenden Befunden, daß diese Postulate nicht stimmen und offensichtlich revidierungsbedürftig sind. Bifidobakterien und Laktobazillen sind bei ebenso vielen Patienten vermindert, bei denen Fett/Eiweiß vermehrt oder Zucker/Ballaststoffe im Normbereich oder vermehrt sind (dies scheint nicht für Enterokokken zu gelten). Dasselbe gilt für den vermehrten Nachweis von Clostridien und Enterobakteriazeen. Die Darmflora läßt sich offensichtlich über die Nahrung wesentlich weniger beeinflussen als bisher angenommen. Als Ausnahme sind vergorene, lebende Laktobazillen enthaltende Milchprodukte anzusehen – sie scheinen einen positiven Einfluß auch auf das Wohlbefinden zu haben, vermutlich auch wegen der abwehranregenden Wirkung.

- Nahrungsmittelunverträglichkeiten (Histaminose), -allergien, -intoleranzen (Laktose) wirken über die Darmflora (Gärung und Gasbildung) oder die Darmschleimhaut (Entzündung, Durchlässigkeit).

- Durchfallerreger (Enteropathogene, Bakterien, Viren, Parasiten) wirken durch beschleunigte Peristaltik, Flüssigkeitssekretion und Entzündung.
- Iatrogene (ärztlich veranlaßte) Einflüsse sind: Antibiotika (die Darmflora wird nur kurzzeitig geschädigt), immunsuppressive Chemotherapeutika, Strahlen, Kortison (schädigen die Körperabwehr), Ovulationshemmer (bewirken Gallenspasmus und Fettverdauungsstörungen).
- Umweltgifte schädigen die Körperabwehr und die Integrität der Darmschleimhaut.
- Bei Reisen können Diarrhöen durch ungewohnte Nahrung, Enteropathogene (E. coli, Salmonellen, Parasiten) ausgelöst werden.

Innere körpereigene Faktoren sind:

- Maldigestion (Verdauungsschwäche) durch Mangel an Magensäure/Pepsin, Gallensäuren, Bauchspeichel.
- Malabsorption (Mängel der Aufsaugung verdauter Nahrung); durch Störungen der Schleimhaut (Entzündung, Atrophie, Resektion) können Gärungs- oder Fäulnisprozesse bewirkt werden.
- Abwehrschwäche, angeboren oder durch mangelndes Training bedingt, kann das Aufwuchern schädlicher Keime oder von Pilzen gestatten.

4 Einblicke in die intestinale Ökologie

4.1 Historischer Überblick

Die Bemühungen der Bakteriologen waren seit jeher darauf gerichtet, Erreger von Krankheiten zu suchen, zu finden, ihnen einen Namen zu geben und dem Therapeuten Möglichkeiten zur Bekämpfung zu zeigen.

So konnte z.B. aus Stuhl, in dem nach Durchfallerregern gesucht wurde, regelmäßig eine bestimmte Keimart angezüchtet werden. Bald war klar, daß diese Art, die auch bei Gesunden regelmäßig zu finden war, kein Durchfallerreger sein konnte.

Zu Ehren des Erstbeschreibers, des Kinderarztes Theodor Escherich, wurde diese Keimart mit dem Gattungsnamen „Escherichia" (E.) und nach ihrem Fundort, dem Dickdarm (Colon), mit dem Artnamen „coli" bezeichnet.

Im Laufe der weiteren Entwicklung wurde eine Reihe anderer, mit E. coli verwandter Keime aus Stuhl angezüchtet, die teils als harmlos (z.B. Proteus, Klebsiella, Enterobacter), teils als gefährlich (z.B. Salmonella, Shigella, Yersinia) in die Familie „Enterobacteriaceae" eingeordnet wurden.

Diese Enterobacteriaceae vermehren sich in Gegenwart von Luftsauerstoff, sie werden deshalb als aerob bezeichnet. Ihre Ansprüche an Nährsubstrate sind bescheiden, besonders hervorgehoben ist die Eigenschaft von E. coli, Laktose zu vergären. Diese und andere Eigenschaften dienen der Identifizierung.

Während des Ersten Weltkriegs fiel dem Militärarzt Nissle auf, daß Soldaten, aus deren Stuhl ausschließlich laktosevergärende E. coli gezüchtet wurden, nicht an Durchfall litten. Andere Soldaten, aus deren Stuhl diese Keime nicht angezüchtet wurden, litten häufiger an Durchfall. Er schloß daraus, daß laktosevergärende E. coli als physiologische Keime Schutz böten. Nicht laktosevergärende E. coli hingegen wären unphysiologisch „entartet“ und böten keinen Schutz. Er gab gefährdeten Patienten einen als „stark“ erkannten E.-coli-Stamm: diese Soldaten bekamen keinen Durchfall. Nissle behandelte eine Reihe weiterer Erkrankungen mit diesem starken Stamm, doch blieb dieser Therapieform eine breite Anerkennung versagt.

Stuhluntersuchungen vor diesem Hintergrund wurden nachfolgend von Kalbfleisch und Lienhop in Hannover sowie von Rusch und dem Arbeitskreis für Mikroökologie in Herborn weitergeführt.

In den 60er Jahren befaßte sich eine Arbeitsgruppe der Deutschen Forschungsgemeinschaft unter der Leitung von Braun mit Stuhluntersuchungen. Dabei kamen erstmals auch neue Arbeitstechniken zum Einsatz, die den Nachweis anaerober Keime, die Luftsauerstoff nicht vertragen, ermöglichten. Dabei wurde deutlich, daß anaerobe Keime, vor allem der Gattungen Bacteroides und Bifidibacterium, gegenüber aeroben Keimen im Verhältnis 1000:1 überwiegen. Damit wurde die vorherrschende Rolle von E. coli relativiert.

Haenel in Potsdam setzte die Arbeiten, auch zusammen mit Mitsuoka fort und wies Regelmäßigkeiten der Stuhlflora bei bestimmten Kostformen nach.

Hoffmann in Heidelberg war der erste, der Zusammenhänge zwischen Abweichungen der Flora und bestimmten Beschwerden sah.

Bernhardt und Knoke in Greifswald deuteten Zusammenhänge zwischen Abweichungen der Darmflora und dem Zustand von Darmschleimhaut und Körperabwehr an.

Rieth in Hamburg wies auf die Bedeutung von Pilzen im Darm hin.

Arbeitsgruppen in den USA, Kanada, Holland, Frankreich und Norwegen klärten die mikrobiellen Verhältnisse im Darm weiter. Heute liegen gut belegte Daten für Vorkommen und Mengen der Keimgattungen und Arten im Stuhl vor.

Aktuell zeigt sich zunehmend, daß die Bedeutung der Darmflora im Fließgleichgewicht der intestinalen Ökologie relativiert werden muß. Stuhlflorauntersuchungen liefern wichtige Daten, doch sind die Aussagen daraus stark eingeschränkt und nur im Zusammenhang mit weiteren Informationen über Verdauung, Körperabwehr und Integrität der Darmschleimhaut in der Lage, diagnostische und therapeutische Konsequenzen zu gestatten.

4.2 Indikationen für Stuhluntersuchungen

Stuhluntersuchungen sind immer dann sinnvoll, wenn Störungen im Magen-Darm-Trakt vorliegen und wenn Informationen hierzu benötigt werden.

Diese Störungen äußern sich über unspezifische Symptome wie Völlegefühl, Meteorismus/Flatulenz, Roemheld, Obstipation oder Diarrhö (akut oder chronisch).

Im Vordergrund stehen Verdauungsschwächen, sog. „Dyspepsien“, aktueller das Malabsorptionssyndrom.

Bei klinischen Syndromen wie Nahrungsmittelunverträglichkeiten und -allergien, Neurodermitis, Umweltbelastungen, Krebsnachsorge, Abwehrschwäche/rezidivierenden Infekten, Morbus Crohn und Colitis ulcerosa geben Stuhluntersuchungen wichtige Hinweise zu Art und Ausmaß der Veränderungen am Darm.

4.3 Einflüsse auf die Richtigkeit von Stuhlbefunden

Das Untersuchungsmaterial Stuhl kann von einer Reihe Faktoren so beeinflußt werden, daß die ermittelten Werte fraglich erscheinen. Wie bei allen Laboruntersuchungen stehen dabei Probenentnahme, Transport ins Labor, Bearbeitung im Labor und Befunderstellung im Vordergrund.

Die Probenentnahme sollte aus einer Alltagsentleerung entnommen werden, eine Vorbereitung des Patienten ist nicht erforderlich. Vermengung mit Urin oder Spülwasser ist zu vermeiden. Die Stuhlsäule ist unregelmäßig durchmischt, das Probengefäß sollte daher von mehreren Stellen zu mindestens drei Vierteln befüllt werden. Diese große Probenmenge gewährleistet ein ausreichendes Volumen (allein für Verdauungsrückstände werden ca. 5–6 g benötigt) und die Sicherheit während des Postversandes. Qualitätskontrollen belegen bei diesem Vorgehen die Stabilität aller Parameter über 5–6 Tage.

Der Transport ins Labor erfolgt idealerweise über einen Kurier, aus Kostengründen steht dem Postversand nichts entgegen, doch sollte der Versand über warme Wochenenden vermieden werden.

Bei der Bearbeitung im Labor ist auf Identifizierung der Probe, Durchmischung, exakte Einwaage, optimale Methoden und Technik, Einhaltung der Vorschriften, Ausbildung der Mitarbeiter sowie Qualitätskontrolle zu achten.

Die Befunderstellung schließlich faßt Labordaten und klinischen Vorbericht zusammen. Nur ein Fachlabor ist in der Lage, adäquat, zeitgemäß und kompetent diese Leistungen zu erbringen.

4.4 Parameter

Anamnese: Vor der Stuhluntersuchung im Labor steht die Befragung des Patienten über Ernährung, Verdauung und

Stuhlgewohnheiten und die Stuhlinspektion durch den Therapeuten. Letztere unterbleibt in der Regel aus technischen Gründen und möglicherweise wegen Koprophobie, ist jedoch auch aus dem Grunde wichtig, weil Angaben des Patienten über Farbe, Volumen, Geruch und Besonderheiten wegen mangelnder Vergleichsmöglichkeiten eingeschränkt sind. Anamnestische Antworten des Patienten zur Ernährung sind vorsichtig auszulegen; die meisten Patienten können aus Gedächtnisgründen und mangelhafter Information hierzu nur unvollständige Angaben machen. Antworten zur Verdauung sind meist vollständiger: Meteorismus bzw. Flatulenz (physiologisch bis 15 Flati/Tag), Roemheld bzw. Blähbauch, Unverträglichkeiten, Krämpfe und Schmerzen. Die Stuhlgewohnheiten werden meist zuverlässig angegeben; physiologischer Stuhlgang ist 2mal täglich bis 2mal wöchentlich, Diarrhö und Obstipation weichen davon ab.

Für die Labordiagnose und für das Aufzeigen von Therapiemöglichkeiten sind weiterhin anamnestische Angaben über Verdachts- und/oder klinische Diagnose, weitere Laborbefunde und stattgefundene Behandlungen, ggf. auch über Vorbefunde von Stuhluntersuchungen zu Vergleichszwecken und Kontrolle des Therapieerfolges wichtig.

4.4.1 Stuhlflora mit pH-Wert

Stuhlflora ist nicht gleich Darmflora. Die Keime der Darmflora sind fest mit den Rezeptoren an den Zellen der Darmschleimhaut verbunden. Diese Keime vermehren sich laufend durch Zellteilung, wobei die Tochterzellen meist keine freien Rezeptoren finden und somit ausgespült werden. Während des Weitertransportes des Darminhaltes können sie sich weiter vermehren oder sie sterben ab – die-

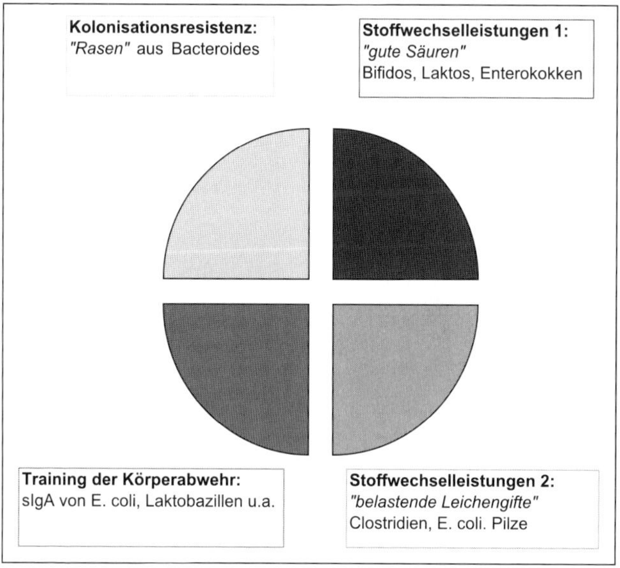

Abb. 2: Aussagen aus Stuhlbefunden: „Die Rolle der Darmflora"

se Keime werden im Stuhl nachgewiesen. Die arten- und mengenmäßigen mikrobiellen Verhältnisse sind somit im Darm anders als im Stuhl.

Dennoch bestehen keine Bedenken, Stuhlfloraanalysen diagnostisch zu verwenden; sie spiegeln die Verhältnisse im Darm angemessen wider; Normbereiche und Abweichungen sind gut belegt.

Bei der Stuhlfloraanalyse werden drei Keimgruppen unterschieden: Anaerobe Bakterien, aerobe Bakterien und Pilze; zusätzlich wird der pH-Wert gemessen. Die Keimmen-

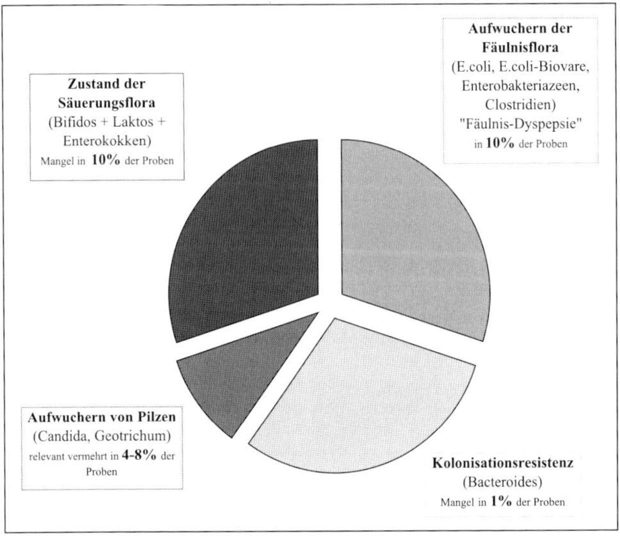

Die Stuhlflora-Analyse *allein* ist in der Aussage über den Zustand der intestinalen Ökologie oft geringwertig, irreführend und damit überholt.

Abb. 3: Aussagen aus Stuhlbefunden: „Stuhlflora"

gen werden in KbE/g Stuhl angegeben, das sind koloniebildende Einheiten, d.h. es können nur lebende, auf den angebotenen Nährmedien vermehrungsfähige Keime gezählt werden.

4.4.1.1 Anaerobe Flora

Als anaerob werden Keime bezeichnet, die sich in Anwesenheit von Luftsauerstoff nicht vermehren können oder sogar absterben. Im Darm herrschen anaerobe Verhältnisse, die mittels Redoxpotential gemessen werden können.

Bacteroides

Die Familie Bacteroidaceae umfaßt die Gattungen Bacteroides, Porphyromonas, Prevotella und Fusobacterium mit ca. 40 Arten. Die häufigsten sind B. vulgatus, B. fragilis, B. thetaiotaomicron, B. melaninogenicus.

Diese gramnegativen Stäbchen können Kohlenhydrate, Eiweiße und Fette verwerten. Ihre Stoffwechselprodukte (Essig-, Milch-, Propion-, Buttersäure) sind in der Gesamtwirkung meist pH-neutral und tragen wesentlich zur Energieversorgung der Dickdarmzellen bei.

Bacteroides sind unentbehrliche Keime, ihre wichtigste Rolle ist die Kolonisationsresistenz. Der Normbereich liegt bei 10^9–10^{10} KbE/g.

Abweichungen des Befundes betreffen nur Verminderungen, die eingeschränkte Kolonisationsresistenz und Unterversorgung der Dickdarmzellen bedeuten.

Spezifische Therapieansätze bei Verminderung sind nicht bekannt; es gilt denkbare Störungen der intestinalen Ökologie auszuschalten.

Pathogenetische Bedeutung kommt dem Aufstieg von Bacteroides in den Dünndarm zu: sie dekonjugieren Gallensäuren, die dadurch unwirksam werden und beeinträchtigen damit die Fettverdauung.

Bifidobakterien

Die Gattung Bifidobacterium umfaßt ca. 30 Arten, die häufigsten sind B. infantis, B. adolescentis, B. bifidum und B. longum.

Diese grampositiven Stäbchen verwerten Kohlenhydrate zu Essig-, Milch- und Propionsäure, die das Darmmilieu ansäuern, und bilden Bacteriocine, die ihre Nische offenhalten.

Bifidobakterien sind unentbehrliche Keime; ihre Rolle ist neben Kolonisationsresistenz der Antagonismus, die Ansäuerung des Milieus und damit die Behinderung von Fäulniskeimen.

Brustmilchgenährte Säuglinge beherbergen eine von Bifidobakterien dominierte Darmflora, der pH-Wert des Darmmilieus von 4,5–5 ist wichtig zur Abwehr von Enteropathogenen. Der Normbereich liegt bei 10^8–10^{10} KbE/g.

Abweichungen des Befundes betreffen Verminderungen, die vor allem mangelhafte Säuerung des Milieus bedeuten.

Spezifische Therapieansätze sind die Einnahme kommerzieller Präparate mit lebenden Keimen (z.B. Omniflora, Eugalan, Biocult, Lactobact, Joghurt) oder von Autovakzinen mit adaptierten, patienteneigenen Stämmen. Die wirksame Dosierung ist täglich mindestens 1 Milliarde KbE. Ob damit Normalisierungen der Befunde erreicht werden können, ist nicht belegt.

Laktobazillen

Die Gattung Lactobacillus umfaßt ca. 50 Arten; die häufigsten sind L. acidophilus, L. casei, L. gasseri und L. reuteri.

Diese grampositiven Stäbchen verwerten Kohlenhydrate zu Essig-, Milch- und Propionsäure (die das Darmmilieu ansäuern), sie bilden Lactocidine (die ihre Nische offenhalten) und Wasserstoffperoxyd (freie Radikale, die ebenfalls bakterizid wirken).

Laktobazillen sind unentbehrliche Keime. Ihre Rolle ist der Antagonismus, die Ansäuerung und Freihaltung des Milieus und damit die Behinderung von aufgenommenen Keimen, insbesondere im Dünndarm. Hier regen sie auch die lokale und systemische Körperabwehr an. Der Normbereich liegt bei 10^5–10^7 KbE/g.

Abweichungen des Befundes betreffen Verminderungen, die vor allem mangelhafte antagonistische Kapazität im Dünndarm bedeuten.

Spezifische Therapieansätze sind die Einnahme kommerzieller Präparate mit lebenden Keimen, oftmals zusammen mit Bifidobakterien (z.B. Omniflora, Eugalan, Biocult, Lactobact, Paidoflor, Joghurt). Sogenannte „Probiotika" sind Lebensmittel (z.B. Joghurt) mit gut erforschten Stämmen, denen besondere Eigenschaften zugeschrieben werden; diese Überlegungen stammen noch aus den Anfangszeiten der Bakteriologie von Metschnikoff, der bei regelmäßigem Verzehr gesundheitsfördernde Einflüsse sah. Die wirksame Dosierung ist täglich mindestens 1 Milliarde KbE. Ob damit Normalisierungen der Befunde erreicht werden können, ist nicht belegt.

Clostridien

Die Gattung Clostridium umfaßt ca. 90 Arten, die häufigsten sind C. perfringens (Gasbrand), C. difficile (Enteritis), C. tetani (Wundstarrkrampf), C. botulinum (Lebensmittelvergiftung).

Diese grampositiven Stäbchen mit Sporen als Dauerformen verwerten Kohlenhydrate zu Butter-, Kapron- und Valeriansäure, Eiweiße und Fette zu biogenen Aminen, Schwefelwasserstoff und Ammoniak. Diese Stoffe sind alkalisch und toxisch. Zusätzlich können sie lokal oder systemisch wirkende Toxine bilden. Eine weitere Eigenheit sind steroidähnliche Stoffwechselprodukte, die kokarzinogen und hormonell wirken.

Clostridien sind für den Körper entbehrlich, meist sogar belastend.

Der Normbereich liegt unter der labortechnischen Nachweisgrenze von 10^6 KbE/g.

Abweichungen des Befundes betreffen jeden Nachweis, der als Vermehrung gesehen wird und vor allem mit Belastungen des Körpers bis hin zur Intoxikation einhergehen kann.

Spezifische Therapieansätze sind nicht bekannt. Früher wurde der verminderte Verzehr bzw. die Verbesserung der Verdauung von Fett und Eiweiß zur Verminderung von Clostridien empfohlen. Da sie jedoch auch bei im Normbereich liegenden Verdauungsrückständen von Fett und Eiweiß und sogar bei vermehrtem Nachweis von Zucker und Ballaststoffen gesehen werden, ist dieser Ansatz als unwirksam anzusehen. Zur schnellen Entlastung der betroffenen Patienten mit Müdigkeits- bzw. Vergiftungssymptomatik sind Darmspülungen geeignet.

Weitere Anaerobier

Bei der Stuhlfloraanalyse werden laufend außer den oben angegebenen Keimgattungen viele weitere anaerobe Keime gesehen, die jedoch im Stuhlflorabefund nur ausnahmsweise angegeben werden. Die Gründe sind geringe Kenntnisse über Normbereiche und Bedeutung dieser Keime sowie ihr unregelmäßiges Vorkommen. Deswegen werden sie hier nicht beschrieben (vgl. auch Kap. 2.5).

4.4.1.2 Aerobe Flora

Als aerob werden Keime bezeichnet, die sich in Anwesenheit von Luftsauerstoff vermehren können. Die im Darm lebenden Aeroben können jedoch alle auch ohne Sauerstoff, also unter den im Darm herrschenden anaeroben Verhältnissen gedeihen. Diese Unterteilung hat deswegen nur fachlich-mikrobiologische Bedeutung.

E. coli

Die Keimart Escherichia coli aus der Familie Enterobacteriaceae wird aus historischen Gründen eigens beschrieben. Aus fachlichen und diagnostischen Gründen würde im Stuhlflorabefund die Beschreibung der Familie ausreichen.

Die gramnegativen Stäbchen verwerten Kohlenhydrate zu Essig- und Milchsäure, die eher günstig für den Körper sind, und große Mengen Kohlendioxid, die eher ungünstig sind. Aus Eiweißen und Fetten bilden sie biogene Amine, sog. „Leichengifte“: Indol, Phenol, Skatol, Kadaverin, Putrescein, die alkalisch und toxisch und für den Körper belastend sind.

Ob E. coli für den Körper wichtig oder entbehrlich ist, kann zur Zeit nicht bewertet werden. Stuhlbefunde im Fachlabor zeigen bei ca. 20% der Patienten das völlige Fehlen dieser sog. „physiologischen“ E. coli, wobei in diesen Befunden Postulate wie Beeinträchtigung der Körperabwehr (wegen mangelnden Trainings) oder Beeinträchtigungen der Anaerobier (wegen Sauerstoffverzehr) nicht bestätigt werden.

Der Normbereich liegt bei 10^6–10^7 KbE/g.

Abweichungen des Befundes betreffen Verminderungen, deren Ursachen und Konsequenzen nicht belegt sind, und Vermehrungen, die für den Körper als belastend angesehen werden. Von Bedeutung ist auch das vermehrte Vorkommen im Dünndarm, die sog. „Überwucherung“, oft zusammen mit Bacteroides, das Verdauungsstörungen bedingt.

Spezifische Therapieansätze sind nicht bekannt. Früher gebräuchliche Maßnahmen bei Verminderung wie Substitution, Wiederaufforstung und Symbioselenkung mit kommerziellen Präparaten erwiesen sich als einseitig und meist unwirksam. Bei Vermehrung kann mit antagonistischen

Säurebildnern oder oraler Immunstimulierung die Verminderung versucht werden, primär sollte jedoch ein umfassender Stuhlbefund veranlaßt werden, um mögliche Ursachen aufzudecken und kausal zu behandeln.

E.-coli-Biovare

Die E.-coli-Biovare sind Unterarten der physiologischen E. coli: die sog. laktosenegativen können Milchzucker nicht vergären, hämolysierende können rote Blutkörperchen auflösen und sind potentiell pathogen, muköse besitzen eine schützende Schleimkapsel, rauhe besitzen keine immunisierenden Zellwandbestandteile. Sie werden aus historischen Gründen erfaßt, sie gelten als atypisch oder entartet; ausfachlichen und diagnostischen Gründen scheint das weniger nötig zu sein.

Stoffwechselmäßig sind sie mit den physiologischen E. coli vergleichbar, für den Körper meist belastend und somit entbehrlich.

Der Normbereich liegt bei 10^5 KbE/g.

Abweichungen des Befundes betreffen Vermehrungen, deren Konsequenzen mit denen der physiologischen E. coli vergleichbar sind.

Spezifische Therapieansätze sind nicht bekannt, Versuche können wie bei den physiologischen E. coli gemacht werden.

Enterobakteriazeen

Sie sind eine große Familie aus Stuhl isolierter Keime mit ca. zehn Gattungen und ca. 200 Arten; am häufigsten sind Klebsiella, Proteus und Enterobacter.

Stoffwechselmäßig sind sie mit E. coli vergleichbar, Proteus bildet zusätzlich große Mengen Ammoniak. Sie sind für den Körper belastend, potentiell pathogen und somit entbehrlich.

Der Normbereich liegt bei 10^5 KbE/g.

Abweichungen des Befundes betreffen Vermehrungen, deren Konsequenzen mit denen bei E. coli vergleichbar sind.

Spezifische Therapieansätze sind nicht bekannt, Versuche können wie bei E. coli gemacht werden.

Enterokokken

Die Gattung Enterococcus umfaßt vier Arten, die häufigsten sind E. faecalis und E. faecium.

Die grampositiven Kokken verwerten Kohlenhydrate zu Essig- und Milchsäure, aus Eiweißen und Fetten entstehen für den Körper unbelastende Stoffe. Zusätzlich bilden sie Wasserstoffperoxyd (freie Radikale). Zusammen mit den Laktobazillen bilden sie einen wichtigen Teil der antagonistischen Kapazität insbesondere im Dünndarm. Sie sind für den Körper nützlich und unentbehrlich.

Der Normbereich liegt bei 10^6–10^7 KbE/g.

Abweichungen des Befundes betreffen Verminderungen, mit der Konsequenz des möglichen mangelhaften Antagonismus, und Vermehrungen, mit möglicher Übersäuerung des Darmmilieus, öfter bei chronischen Enteritiden beobachtet.

Spezifische therapeutische Ansätze bei Verminderung und Vermehrung sind nicht bekannt. Mittels umfangreicher Stuhlbefunde sollte die Ursache der Abweichungen festgestellt und kausal behandelt werden.

Weitere Aerobier

Relativ selten werden neben den beschriebenen Aerobiern weitere aerob wachsende Keime nachgewiesen. In geringen Mengen sind sie harmlos und stets für den Körper entbehrlich.

Der Normbereich liegt unterhalb der labortechnischen Nachweisgrenze von 10^4 KbE/g.

Am häufigsten werden nachgewiesen:

- Betahämolysierende Streptokokken (Angina-, Scharlach-, Rheumaerreger) sind potentiell pathogen. Sie streuen möglicherweise von Mandeln, Ulzera oder Hämorrhoiden aus, die Therapiebedürftigkeit ergibt sich aus dem Vorliegen klinischer Symptome, ggf. sind weitere Untersuchungen nötig wie bakteriologischer Mandelabstrich, Endoskopie, Bestimmung der Rheumafaktoren im Blut. Die Therapie richtet sich nach der klinischen Diagnose, ggf. sollte Penicillin oder Ampicillin über zehn Tage eingenommen werden.

- Bacillus sp. sind ubiquitär vorkommende Sporenbildner, die aus allen Nährsubstraten u.a. große Mengen Gas bilden. In der Regel sind sie harmlos. Therapeutische Maßnahmen dürften nur in Ausnahmefällen nötig sein, z.B. Bactisubtil oder Utilin.

- Staphylococcus sp. sind Hautkeime, in der Regel harmlos und nur ausnahmsweise therapiebedürftig, z.B. mit Augmentan oder Baypen. Die äußerst selten vorkommenden Eitererreger Staphylococcus aureus sind potentiell pathogen, analog den Streptokokken zu interpretieren und nur nach Antibiogramm zu behandeln.

- Pseudomonas sp. sind Wasserkeime, die insbesondere in Kliniken als Erreger nosokomialer Infektionen gefürchtet sind. Im Darm sind sie harmlos und nur selten nach Antibiogramm behandlungsbedürftig.

Vor der Behandlung von Patienten mit abweichenden Befunden bei diesen Keimen sollte stets eine Rücksprache mit dem Laborarzt erfolgen.

4.4.1.3 Pilze

Pilze werden in Hefen (Einzeller), Schimmelpilze (bilden watteartiges Myzel) und Haut- und Haarpilze (Trichophyton, Microsporum, Epidermophyton, die im Darm keine Rolle spielen) unterschieden. Im Darm kommen meist Hefen der Gattungen Candida mit ca. 60 Arten und Saccharomyces (Bier- oder Bäckerhefe) mit ca. zehn Arten sowie Schimmelpilze der Gattungen Geotrichum (Milch- oder Apfelschimmel) mit ca. zehn Arten, Aspergillus, Penicillium und Mucor vor. Umweltpilze mit vielen tausenden Gattungen kommen im Darm nur passager vor.

Pilze bilden aus Kohlenhydraten Alkohole und Kohlendioxid, sie können auch Eiweiße und Fette verwerten. Mykotoxine wirken immunsuppressiv, Proteasen zersetzen das sekretorische Immunglobulin A. Größere Mengen schaden dem Körper, sie sind entbehrlich.

Bei Pilznachweis im Stuhl muß immer nach der Ursache gefragt werden. Sie liegt einerseits beim Patienten – einseitige Ernährung, Antibiotika-, Hormon- oder Chemotherapie, Abwehrschwäche, Umweltbelastungen, Allergien, Diabetes – und andererseits im Pilz, Eigenschaften, die es ihm gestatten, sich auf dem Substrat festzusetzen und zu vermehren und es dadurch zu schädigen (Adhäsion, Virulenz, Pathogenität).

Der Normbereich liegt unterhalb der labortechnischen Nachweisgrenze von 10^2 KbE/g.

Abweichungen betreffen jeden Nachweis von Pilzen, doch können geringe Mengen bei 10^2 KbE/g toleriert werden.

Die Beeinträchtigung des Körpers hängt davon ab, ob die Pilze oberflächlich die Schleimhaut besiedeln (Kolonisation) – dabei können leberbelastende Alkohole und Meteorismus verursachendes Kohlendioxid gebildet werden – oder ob sie in die Tiefe der Schleimhaut eingedrungen sind; hier kommt es zu einer klinischen Entzündungssymptomatik (Soor, Mykose) und der Gefahr von Systemmykosen.

Vor Therapiebeginn wird die Entleerung des Darmes empfohlen (Abführmittel, Klistier, Kolonhydrotherapie), um die Gefahr von Herxheimer-Reaktionen bei Zerfall größerer Pilzmengen infolge antimykotischer Therapie zu vermeiden.

Die sog. „Anti-Pilz-Diät" nach Rieth mit Zucker-Substrat-Entzug ist wenig wirksam, da die Pilze rasch andere Nährstoffquellen erschließen. Als alleinige Therapiemaßnahme ist sie unzureichend.

Die Therapiebedürftigkeit richtet sich nach der Keimmenge – als relevant werden 10^4 und mehr angesehen – und der klinischen Symptomatik. Zur Therapie stehen bei Kolonisation allopathisch Nystatin und Natamycin, naturheilkundlich Teebaumöl und andere ätherische Öle zu Verfügung, die hochdosiert über 14 Tage eingenommen werden sollen. Bei Infektion sind systemisch wirkende Antimykotika indiziert (Amphotericin, Flucytosin, Imidazole); wegen der hohen Resistenzquote nur nach Antimykogramm und in Rücksprache mit dem Laborarzt.

Bei vielen Patienten ist die antimykotische Therapie nicht wirksam oder es kommt zu Rezidiven. Die Ursache ist die Nichtbeachtung der möglicherweise primären Störungen des Körpers. Diese müssen immer beseitigt werden.

4.4.1.4 pH-Wert

Der pH-Wert gibt Aufschluß über den Zustand des Milieus: er ist im Magen Ergebnis der Salzsäuresekretion, im Dünndarm von Darmsaft und Bauchspeichel und im Dickdarm von bakteriellen Stoffwechselprodukten. Diese können sauer (Essig-, Milch-, Propionsäure) oder alkalisch sein (Butter-, Valerian-, Kapronsäure, biogene Amine, Schwefelwasserstoff, Ammoniak). Diese Produkte dienen jedoch vielen Keimen und den Dickdarmzellen als Energiequelle, ihre Menge befindet sich folglich in einem Fließgleichgewicht. Das Gleichgewicht zwischen Säurebildnern (Bifidobakterien, Laktobazillen und Enterokokken) und Fäulniskeimen (Clostridien, E. coli und Enterobakteriazeen), mengenmäßig ausgedrückt 10:1, äußert sich im physiologischen pH-Wert von 6–7. Wichtiger wäre jedoch die Messung der Stoffwechselaktivität der Darmkeime, z.B. die Ermittlung des Fettsäurenprofils mittels Chromatographie, da sich Verschiebungen der Keimrelationen öfter nicht im pH-Wert widerspiegeln.

Abweichungen betreffen den sauren Bereich, sog. Gärungsdyspepsien, und den alkalischen Bereich, sog. Fäulnisdyspepsien, deren Ursachen möglicherweise im Ungleichgewicht der Keime liegen (ernährungsmäßige Einflüsse auf die Keime scheinen gering zu sein). Kurzzeitige Säuerungen des Darmmilieus sind primär nicht als schädlich anzusehen. Langzeitige Übersäuerungen schädigen die Darmschleimhaut. Alkalisierungen des Darmmilieus sind häufig, möglicherweise durch die sog. Zivilisationskost verursacht, viel Eiweiß und Fett, viele „leere“ Kohlenhydrate, wenig Ballaststoffe, und können den Körper schädigen.

Natürliche Abweichungen kommen bei brustmilchgenährten Säuglingen vor, deren Darmflora von Bifidobakterien beherrscht wird. Der pH-Wert des Darmmilieus von 4,5–5 verleiht einen hohen Schutz vor Enteropathogenen.

Therapeutische Möglichkeiten sind möglicherweise in einer ausgeglichenen Nahrung und in der Förderung der Säuerungsflora zu finden. Übersäuerungen können auch Ergebnis von Intoleranzen als Folge von Enzymdefizienzen sein, z.B. Laktoseintoleranz. Sie lassen sich durch entsprechende Karenz vermeiden. Kurzzeitige Ansäuerungen des alkalischen Darmmilieus sind z.B. durch größere Mengen von Sauerkraut und Joghurt möglich.

4.4.2 Verdauungsrückstände

Die genaue quantitative Bestimmung der Verdauungsrückstände Fette, Eiweiße, Zucker, Ballaststoffe und Wasser ist ein wichtiger Teil der Stuhlanalyse (mikroskopische Präparate sind überholt). Sie geben Auskunft über Ernährung, Verdauung und Aufsaugung der verdauten Nahrung und geben wichtige Informationen für die Labordiagnosen Malnutrition (einseitige Ernährung), Maldigestion (Verdauungsschwäche) und Malabsorption (Mängel der Aufsaugung).

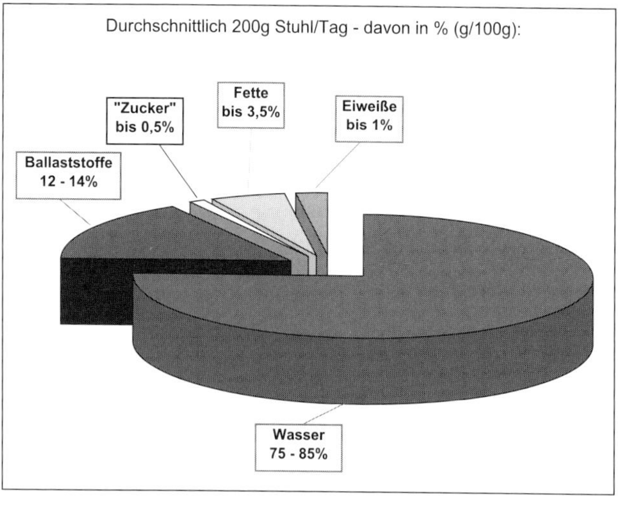

Abb. 4: Verdauungsrückstände „physiologisch"

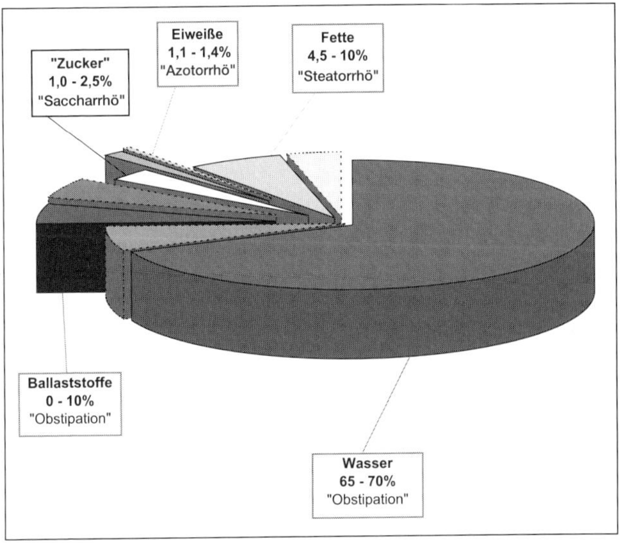

Abb. 5: Verdauungsrückstände Zivilisationskost

Die Mengenangaben erfolgen in g/100 g Stuhl und werden in Prozent angegeben. Sie berücksichtigen nicht die unterschiedlichen Stuhlmengen bei den Patienten.

4.4.2.1 Fette

Die Fette (Lipide) sind Grundnahrungsstoffe und chemisch gesehen Triglyzeride (Neutralfette). Diese sind Verbindungen von Glyzerin und Fettsäuren.

Auf Empfehlung der Deutschen Gesellschaft für Ernährung sollte ihr Anteil in der Nahrung je nach Körpergewicht 50–60 g täglich betragen. Das sind 20% der Gesamtenergie.

Die Verdauung der Fette erfolgt in zwei Schritten. Der Emulgierung in kleine Tröpfchen mittels der Gallensäuren (Mizellenbildung) folgt die Trennung in Glyzerin und Fettsäuren mittels Lipasen aus Bauchspeichel und Dünndarm. Die Absorption erfolgt getrennt. Die beiden Komponenten werden danach wieder zusammengefügt und zur Leber befördert (Chylomikronen).

Der Normbereich liegt bis 3,5 g/100 g Stuhl.

Abweichungen des Befundes betreffen vermehrten Nachweis, der klinisch als Steatorrhö ausgelegt wird. Die Ursachen sind häufig überhöhter Fettverzehr (sog. Zivilisationskost), doch müssen zur Klärung der weiteren Möglichkeiten – Verdauungsschwäche oder mangelhafte Aufsaugung – die Gallensäuren bestimmt werden. Bei Mangel an Gallensäuren liegt vermutlich Verdauungsschwäche vor, bei Gallensäuren im Normbereich vermutlich Fehlernährung und bei vermehrten Gallensäuren vermutlich mangelhafte Aufsaugung einer gestörten Schleimhaut, wobei auch Mischformen möglich sind.

Die Bestimmung der Lipasen ist nicht nötig, da ein Mangel dieser Enzyme praktisch nicht vorkommt.

Therapeutische Ansätze orientieren sich nach der Labordiagnose. Verminderter Fettverzehr steht stets im Vordergrund. Mangel an Gallensäuren kann mittels Choleretika oder Cholagoga behoben werden (z.B. Cholspasmin, Curcumen, Iberogast, Rowachol); der Zustand der Gallenblase sollte wegen eventuell vorliegender Spasmen, Steine oder eines Karzinoms geklärt werden.

4.4.2.2 Eiweiße

Die Eiweiße (Proteine) sind Grundnahrungsstoffe und chemisch als Oligo- oder Polypeptide aus Aminosäuren aufgebaut.

Auf Empfehlung der Deutschen Gesellschaft für Ernährung sollte ihr Anteil in der Nahrung ca. 1 g/kg Körpergewicht täglich betragen, das sind 20% der Gesamtenergie.

Die Verdauung der Eiweiße findet in zwei Schritten statt. Im Magen erfolgt mittels Salzsäure und Pepsin eine „Vorverdauung" an der Oberfläche der Eiweißpartikel, im Dünndarm werden die Peptide mittels Trypsin, Chymotrypsin, Pankreaselastase und Carboxypeptidasen in Aminosäuren gespalten. Diese werden resorbiert und u.a. in der Leber zu körpereigenen Eiweißen zusammengefügt.

Der Normbereich liegt bis 1 g/100 g Stuhl.

Abweichungen des Befundes betreffen vermehrten Nachweis, der klinisch als Azotorrhö (Kreatorrhö) ausgelegt wird. Die Ursachen sind häufig überhöhter Verzehr, doch muß zur Klärung der weiteren Möglichkeiten wie Verdauungsschwäche oder mangelhafte Aufsaugung das Chymotrypsin oder besser die Pankreaselastase bestimmt werden. Sind diese vermindert, liegt vermutlich Verdauungsschwäche vor (möglicherweise infolge von exkretorischer Pankreasinsuffizienz). Sind die Enzyme im Normbereich, liegt vermutlich Fehlernährung oder mangelhafte Aufsaugung vor, wobei auch Mischformen möglich sind.

Therapeutische Ansätze orientieren sich an der Labordiagnose, doch steht verminderter Eiweißverzehr stets im Vordergrund. Der Zustand der Magensekretion sollte geklärt werden, Mangel an Säure und/oder Pepsin kann substituiert werden. Mangel an Chymotrypsin kann substituiert werden (z.B. durch Cotazym, Enzymed, Kreon). Der Zustand des exkretorischen Pankreas sollte geklärt werden, die Pankreaselastase im Stuhl ist dazu ein zuverlässiger Parameter.

4.4.2.3 Zucker

Die Zucker (Glucide), besser Kohlenhydrate (Saccharide) sind Grundnahrungsstoffe und chemisch aus Mono- (Glukose, Fruktose, Galaktose), Di- (Laktose, Saccharose, Maltose), Oligo- und Polysacchariden (Glykogen, Amidon/Stärke, Dextrin) aufgebaut.

Auf Empfehlung der Deutschen Gesellschaft für Ernährung sollte der Anteil in der Nahrung ca. 60% der Gesamtenergie betragen.

Die Verdauung der Saccharide beginnt bereits durch den Speichel. Sie werden jedoch hauptsächlich im Dünndarm durch spezifische Enzyme aus Bauchspeichel (Amylase) oder Dünndarm (Laktase, Saccharase, Maltase) in Monosaccharide gespalten. Diese werden dann resorbiert und in der Leber in Glykogen umgebaut.

Der Normbereich liegt bis 0,5 g/100 g Stuhl.

Abweichungen des Stuhlbefundes betreffen vermehrten Nachweis, der klinisch als Saccharö ausgelegt wird. Die Ursachen sind häufig überhöhter Verzehr, insbesondere von Saccharose (Rübenzucker), Bäckereiprodukten aus weißem Mehl und Nudeln. Es gibt jedoch auch Enzymdefizite, die sich nach Verzehr bestimmter Zucker – wie z.B. Laktose – als Intoleranzen mit starker Gasbildung und Diarrhö äußern. Intoleranzen können sich zu sog. „Gärungsdyspepsien" entwickeln. Hier ist die Bestimmung von Milch- und Essigsäuren im Stuhl hilfreich.

Therapeutische Ansätze orientieren sich nach der Labordiagnose, doch steht verminderter Zuckerkonsum, insbesondere von Saccharose (Rübenzucker) stets im Vordergrund. Bei Intoleranzen ist Enzymsubstitution nicht möglich, hier hilft nur Karenz.

4.4.2.4 Ballaststoffe

Die Ballaststoffe sind wie die Zucker auch Kohlenhydrate, chemisch aus Polysacchariden aufgebaut (Zellulose, Hemizellulose, Pektin, Lignin, Guar, Tragant, Alginate), die als pflanzliche Fasern und Zellwandbestandteile für den menschlichen Körper nicht verdaulich sind. Ernährungsphysiologisch sind sie dennoch sehr wichtig, da sie als Füll- und Quellstoffe im Magen das Sättigungsgefühl und im Darm die Peristaltik unterstützen.

Auf Empfehlung der Deutschen Gesellschaft für Ernährung sollte ihr Anteil in der Nahrung je nach Körpergewicht 30–40 g täglich betragen.

Der Normbereich liegt bei 12–14 g/100 g Stuhl.

Abweichungen des Befundes betreffen verminderten und vermehrten Nachweis, der klinisch als Amylorrhö ausgelegt wird. Die Ursachen sind verminderter Verzehr – sog. Zivilisationskost –, oftmals in Verbindung mit Obstipation, oder überhöhter Verzehr bei Vegetariern, Veganern und Rohköstlern. Bei diesen kann es zu beschleunigter Darmpassage, bei verminderter Flüssigkeitsaufnahme zu Obstipation oder zu sog. Gärungsdyspepsien kommen.

Therapeutische Ansätze orientieren sich nach der Labordiagnose, dabei steht ausgeglichener Verzehr von Ballaststoffen im Vordergrund.

4.4.2.5 Wasser

Das Wasser ist als Träger von Nahrungsbestandteilen, Verdauungsenzymen und als Lösungsvermittler unabdingbar für die Verdauungsvorgänge.

Auf Empfehlung der Deutschen Gesellschaft für Ernährung sollten je nach Körpergewicht täglich 2–3 l Flüssigkeit getrunken werden.

Der Normbereich liegt bei 75–85 g/100 g Stuhl.

Abweichungen des Befundes betreffen verminderten und vermehrten Nachweis, der klinisch als Obstipation oder Diarrhö ausgelegt wird. Die Ursachen von Obstipation sind oftmals mangelhafte Flüssigkeitsaufnahme und/oder Fehlernährung; die Verdauungsrückstände und Verdauungsenzyme geben hier Auskunft. Die Ursachen von Diarrhö sind vielfältig und sollten im akuten Fall mittels Bestimmung von Enteropathogenen, im chronischen Fall mittels Entzündungsanzeigern, Histamin und fäkalem Immunglobulin E geklärt werden.

Therapeutische Ansätze orientieren sich nach der Labordiagnose, dabei stehen ausreichende Flüssigkeitsaufnahme und ausgeglichene Ernährung im Vordergrund. Spezifische Ursachen bedürfen eigener Maßnahmen.

4.4.3 Verdauungsenzyme

4.4.3.1 Gallensäuren

Die Gallensäuren, chemisch Abkömmlinge der Cholansäure, werden in primäre (Chol- und Chenodeoxycholsäure) und in sekundäre (z.B. Glykochol-, Deoxychol- und Lithocholsäure) unterteilt. Ihre Aufgabe ist die Emulgierung der großen Fetttropfen in kleine (Mizellenbildung), um den Lipasen Angriffsflächen zu bieten. Täglich werden ca. 700–1200 ml Galle gebildet. Die Gallensäuren werden im sog. „enterohepatischen Kreislauf“ zu ca. 80% rückresorbiert und wiederverwendet (recycled), der Rest wird ausgeschieden.

Gallensäuren können durch Bacteroides unwirksam werden (im Dickdarm bedeutungslos, im Dünndarm bei sog.

bakterieller Überwucherung u. U. bedeutungsvoll bis hin zum sog. Gallensäurenverlustsyndrom mit Steatorrhö, chologener Diarrhö und chologener Urtikaria), oder sie können durch sog. „NDH"-Clostridien zu Kokarzinogenen umgebaut werden.

Die Bestimmung im Labor erfolgt photometrisch nach Oxidation und Reduktion.

Der Normbereich liegt bei 0,7–2,0 µmol/g Stuhl.

Tab. 1: Indikator Gallensäuren

GS vermindert **–**	**verminderte Bildung** (Cholerese) Inaktivität, Zirrhose, Ikterus **verminderte Ausschüttung** (Cholestase) Dyskinesie, Spasmus, Stenose, Karzinom (infolge von Ovulationshemmern, Steinen, Parasiten, Entzündung, Streß, Altersdiabetes) **unkontrollierte Ausschüttung** (Cholorrhö) Cholezystektomie, Vagotomie *Ergebnis:* Steatorrhö infolge Maldigestion
GS vermehrt **+**	**GS-Malabsorption** Ileum-Resektion, Bypass Entzündung (akut, chronisch, Strahlen) Überstimulierung (Alkohol, Kaffee, Cholagoga) **Chologene Diarrhö** kompensiert – Verluste durch Mehrbildung ausgeglichen dekompensiert – Verluste nicht ausgeglichen **Chologene Urtikaria** generalisiert Pruritus, auch bei Ikterus **„Bakterielle Dünndarm-Überwucherung"** Energie-Verluste, Vitaminmangel *Ergebnis:* Entzündung Steatorrhö infolge Malabsorption

Abweichungen des Befundes betreffen verminderten oder vermehrten Nachweis. Verminderter Nachweis kann durch mangelhafte Bildung oder Ausschüttung bedingt sein, die Ursachen können Dyskinesie, Spasmus, hormonelle Empfängnisverhütung, Steine oder ein Karzinom sein. Vermehrter Nachweis kommt bei Resektion, Überstimulierung (Alkohol, Kaffee, Cholagoga) und Cholelitholytika vor oder kann als mangelhafte Rückresorption infolge einer Störung der Dünndarmschleimhaut, Entzündung, Nahrungsmittelunverträglichkeiten und -allergien, Umweltbelastungen, und bakterieller Überwucherung ausgelegt werden. Der vermehrte Nachweis von Gallensäuren kann somit ein guter Indikator für den Zustand der Dünndarmschleimhaut sein.

Therapeutische Ansätze richten sich nach dem Befund. Bei vermindertem Nachweis kann die Bildung (Choleretika) und/oder die Ausschüttung (Cholagoga) von Galle angeregt werden, z.B. mit Bitterstoffen, Cholspasmin, Curcumen, Iberogast, Rowachol. Bei vermehrtem Nachweis muß zwischen Überstimulierung und Störungen der Dünndarmschleimhaut unterschieden werden. Diese sollten entsprechend der Ursache kausal behandelt werden. Ein spezifischer, nichtkausaler Ansatz bei chologener Diarrhö ist die Bindung der Gallensäuren an Colestyramin (z.B. Quantalan), die allerdings wegen Fettverdauungsstörungen nur kurzzeitig möglich ist.

4.4.3.2 Chymotrypsin

Das Chymotrypsin ist ein proteolytisches Enzym des Pankreas. Seine Aufgabe ist die Spaltung der Nahrungseiweiße in Aminosäuren. Im Bauchspeichel kommen noch weitere proteolytische Enzyme vor, auch Keime der Darmflora bilden solche. Da labortechnisch die proteolytische Aktivität gemessen wird, sind die ermittelten Werte kritisch auszulegen.

Im Labor erfolgt die photometrische Bestimmung der Enzymaktivität.

Der Normbereich liegt über 6 U/g Stuhl.

Abweichungen des Befundes betreffen Verminderungen, die klinisch als Verdauungsstörung von Eiweißen bis hin zur exkretorischen Pankreasinsuffizienz ausgelegt werden. Die Diagnose „Insuffizienz“ kann allerdings erst nach dreimaligem vermindertem Nachweis gestellt werden, wobei die Einnahme von Verdauungsenzymen bei der Probenentnahme zu vermeiden ist, was zu Beschwerden führen kann. Die deutlich bessere Alternative ist daher die Bestimmung der Pankreaselastase. Die Ursachen verminderter Pankreasleistung sind Untergang spezifischen Gewebes nach Entzündung, Steinen, Karzinom, wobei beachtet werden sollte, daß das Pankreas über eine 10fache Überkapazität verfügt.

Therapeutische Ansätze richten sich nach der Labordiagnose. Im Vordergrund steht die Substitution von Pankreasenzymen zur kurz- oder langfristigen Unterstützung der Eiweißverdauung (z.B. Cotazym, Festal, Kreon), deren Dosierung individuell angepaßt werden muß, und verminderter Verzehr von Eiweiß.

4.4.3.3 Pankreatische Elastase

Die pankreatische Elastase ist ein proteolytisches Enzym des Pankreas. Ihre Aufgabe ist die Spaltung der Nahrungseiweiße in Aminosäuren. Sie ist, im Unterschied zu Chymotrypsin, labordiagnostisch spezifisch und unbeeinflußt nachzuweisen und ermöglicht damit genauere Aussagen zum Zustand des exkretorischen Pankreas. Der Befund ist auch unter Substitution von Verdauungsenzymen aussagekräftig.

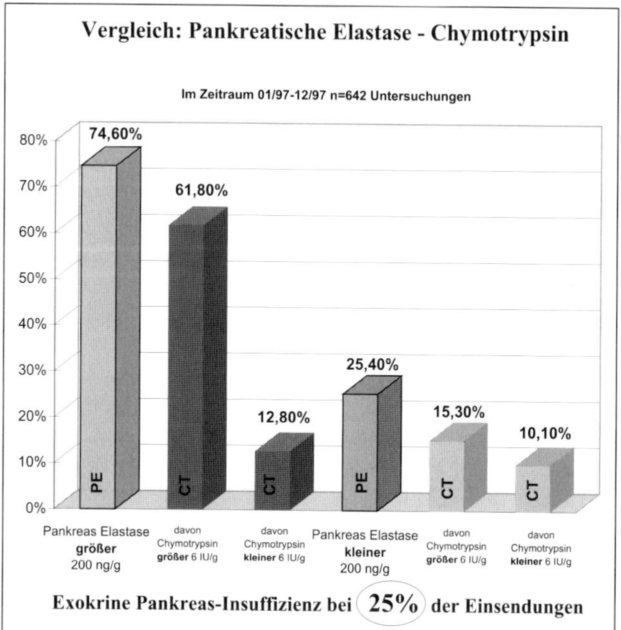

Therapie: Enzymsubstitution (z.B. Kreon)
Kontrolle: Nach 4–6 Wochen Enzymsubstitution (= „Kur" für das Pankreas)
Konsequenz: Pankreas-Elastase als Vorsorgetest – Chymotrypsin überholt

Abb. 6: Therapeutische Ansätze am Darm: „Eiweißverdauung"

Im Labor erfolgt die photometrische Bestimmung der enzymatischen Aktivität.

Der Normbereich liegt über 200 µg/g Stuhl.

Abweichungen des Befundes betreffen Verminderungen, die klinisch als vorübergehende oder endgültige exokrine Pankreasinsuffizienz und damit einhergehend Verdauungsstörungen bei Eiweiß ausgelegt werden. Die Ursachen verminderter Pankreasleistung sind Untergang spezifischen Gewebes nach Entzündung, Steinen, Karzinom, Alkoholabusus, wobei beachtet werden sollte, daß das Pankreas über eine 10fache Überkapazität verfügt.

Therapeutische Ansätze richten sich nach der Labordiagnose und der klinischen Diagnose. Im Vordergrund stehen die Substitution von Pankreasenzymen zur kurz- oder langfristigen Unterstützung der Verdauung (z.B. Cotazym, Festal, Kreon), deren Dosierung individuell angepaßt werden muß, und ggf. verminderter Verzehr von Eiweiß.

4.4.4 Körperabwehr

4.4.4.1 Sekretorisches Immunglobulin A (sIgA)

Das sekretorische Immunglobulin A besteht aus dem doppelten Immunglobulin-A-Molekül und dem sekretorischen „Zwischenstück", das es vor Inaktivierung durch Proteasen im Darm schützt. Gebildet wird es in den intraepithelialen Lymphozyten des darmassoziierten Immunsystems als spezifische Antwort auf im Darm vorkommende Keime. Es ist ein wichtiger Teil der lokalen Körperabwehr an allen Schleimhäuten und hindert Keime daran zu adhärieren. Die Körperabwehr an der Darmschleimhaut verfügt über weitere spezifische (Immunglobuline G, M, E) und unspezifische (Lysozyme, Makrophagen, Peristaltik usw.) Faktoren, die bei Mangel gegenseitig kompensiert werden. Das sIgA ist der Laborparameter zur Bewertung der lokalen Körperabwehr am Darm.

Die Bestimmung erfolgt im Labor mittels radialer Immundiffusion.

Der Normbereich liegt über 2 U/g Stuhl.

Abweichungen des Befundes betreffen Verminderungen, die klinisch als Abwehrschwäche an der Darmschleimhaut ausgelegt werden können. Diese kann sich lokal am Darm als Überwuchern der Darmflora und/oder von Pilzen und mangelhafte Abwehr Enteropathogener, an den Schleimhäuten von Atem- und Harnwegen als rezidivierende Infekte äußern. Als Ursachen kommen mangelhaftes Training der Körperabwehr, mangelhafte Reaktion, Immunsuppression infolge Arzneimitteln oder Bestrahlung, Umweltschädigung und Streß in Frage.

Therapeutische Ansätze richten sich nach der Labordiagnose, im Vordergrund steht die Stärkung der lokalen Abwehr, die sog. „orale Immunstimulation“ mit kommerziellen Präparaten (z.B. Mutaflor, Rephalysin, Colibiogen) oder mit individueller, patientenadaptierter Autovakzine und die spezifische Beseitigung der Ursache(n). Jüngste Forschungsergebnisse deuten verbesserte Abwehrkapazitäten auch nach Einnahme von Laktobazillen, sog. „Probiotika“, an.

4.4.4.2 Lysozyme

Die Lysozyme sind proteolytische Enzyme, die bakterizid wirken; sie schädigen die Zellwand von Mikroorganismen und beeinträchtigen diese somit. Sie sind Teil der unspezifischen Körperabwehr an den Schleimhäuten und werden laufend gebildet.

Die Bestimmung erfolgt im Labor mittels radialer Immundiffusion.

Der Normbereich liegt bei 5–25 µg/g Stuhl.

Abweichungen des Befundes betreffen Verminderungen, die klinisch als mangelhafte Körperabwehr an der Darmschleimhaut ausgelegt werden können; hier bieten sich Vergleiche bzw. Kompensationen mit dem sekretorischen Immunglobulin A an. Über die Ursachen ist wenig bekannt. Vermehrter Nachweis kann als übersteigerter Abwehrvorgang und somit als Entzündung ausgelegt werden. Die Ursachen können vielfältig sein.

Therapeutische Ansätze richten sich nach der Ursache der Störung, immunstimulierende und schleimhautabdichtende Maßnahmen stehen im Vordergrund.

4.4.5 Entzündungsanzeiger

4.4.5.1 PMN-Granulozyten-Elastase

Die Elastase der polymorphnukleären Granulozyten ist ein chemotaktisches Signal, das diese Zellen der „ersten Abwehrreihe", die auch auf die Schleimhäute auswandern, absondern, um bei vermehrten Abwehraktivitäten gegen Mikroorganismen andere Granulozyten zur Hilfe herbeizulocken. Die Menge steht in direktem Verhältnis zur Intensität der Zellaktivität.

Die Bestimmung erfolgt im Labor mittels photometrischem Immunoassay.

Der Normbereich liegt unter 40 ng/g Stuhl.

Abweichungen des Befundes betreffen Vermehrungen, die klinisch als Entzündung an der Darmschleimhaut ausgelegt werden. Als Ursache kommen enteropathogene Bakterien, Pilze und Parasiten in Frage, wobei auch die Beteiligung bei Viren, als Abgrenzung zu den Lysozymen, diskutiert wird.

Therapeutische Ansätze richten sich nach der Ursache der Störung, antibakterielle, -mykotische bzw. -parasitäre sowie schleimhautabdichtende Maßnahmen stehen im Vordergrund.

4.4.5.2 Alpha-1-Antitrypsin

Das Alpha-1-Antitrypsin ist ein Proteaseninhibitor, dessen Vorkommen im Darm Entzündungsvorgänge, insbesondere bei den chronischen Enteritiden Morbus Crohn und Colitis ulcerosa andeutet.

Bestimmung erfolgt im Labor mittels radialer Immundiffusion.

Der Normbereich liegt bis 1 mg/g Stuhl.

Abweichungen des Befundes betreffen Vermehrungen, die klinisch als Entzündung an der Darmschleimhaut ausgelegt werden. Der Nachweis ist ein guter Indikator zur Verlaufskontrolle der chronischen Enteritiden, die Werte steigen vor Beginn der Diarrhöen an.

Therapeutische Ansätze richten sich nach den bewährten Schemata, z.B. Salazosulfapyridin, Antioxidantien, Immunstimulation, Darmspülungen und Einläufe mit Cocktails kurzkettiger Fettsäuren.

4.4.5.3 Histamin

Das Histamin ist ein Imidazolabkömmling und dient als Mediator- (Transmitter-)substanz zur Übermittlung von Informationen zwischen Zellen. Es befindet sich in Mastozyten in allen Geweben, die es bei bestimmten Reizen abgeben, worauf eine Entzündungsreaktion in Gang gesetzt wird. Diese Reize erfolgen spezifisch bei Allergien durch Immunglobulin E und Prostaglandine sowie unspezifisch durch überhöhten Histamingehalt oder sog. „Histaminliberatoren“ in Lebensmitteln, Arzneimitteln und Chemikalien. Die Wirkung am Darmtrakt besteht in vermehrter Magensäurebildung und Kontraktion der Muskulatur, gleichbedeutend mit beschleunigter Entleerung. Die Menge steht in direkter Beziehung zur klinischen Symptomatik.

Die Bestimmung erfolgt im Labor mittels photometrischem Enzymimmunoassay.

Der Normbereich liegt bis 250 ng/g Stuhl.

Abweichungen des Befundes betreffen Vermehrungen, die klinisch als Nahrungsmittelallergie, Histaminvergiftung oder Histaminose ausgelegt werden. Der Nachweis ist gut zur Differentialdiagnose zwischen Nahrungsmittelallergien – hier ist auch fäkales Immunglobulin E vermehrt – und -unverträglichkeiten geeignet. Ursachen hierfür sind Allergenexposition, Arzneimittel, Chemikalien, verdorbene Lebensmittel, z.B. Fisch und Krustentiere, und „unverträgliche“ Lebensmittel wie Rotwein, Hartkäse, Schweinefleisch, Sauerkraut, Schokolade usw.

Therapeutische Ansätze richten sich nach der Labordiagnose, im Vordergrund steht Allergenkarenz, Vermeiden der Exposition bzw. des Verzehrs (ggf. Ernährungstagebuch führen) und Einnahme von Antihistaminika, z.B. Pheniramin, Methilazin oder Cimetidin.

4.4.5.4 Fäkales Immunglobulin E (fIgE)

Antikörper der Klasse Immunglobulin E werden im Stuhl bei Nahrungsmittelallergien nachgewiesen. Noch ist nicht klar, ob diese Antikörper aus dem Blut ins Darmlumen transportiert oder im Darm gebildet werden; möglicherweise ist der pathophysiologische Ablauf der allergischen Reaktion im Darm ähnlich der im Blut. Diese Reaktion läuft dann histaminvermittelt ab. Die Menge der Antikörper steht vermutlich im direkten Zusammenhang mit der Aktualität der Reaktion, wichtige Hinweise darüber gibt auch der Wert des Histamins. Das fIgE gibt keine Auskunft, auf welche(s) Allergen(e) der Körper reagiert, hierzu sind Blutuntersuchungen von Gesamt- und spezifischem IgE nötig.

Die Bestimmung erfolgt im Labor mittels photometrischem Enzymimmunoassay.

Der Normbereich liegt unter 5 kU/g Stuhl.

Abweichungen des Befundes betreffen Vermehrungen, die klinisch als Nahrungsmittelallergie ausgelegt werden. Über die Aktualität des Geschehens gibt nicht nur der Wert des fIgE, sondern insbesondere der Wert des Histamins Auskunft. Je kürzer der Allergenkontakt zurückliegt, desto höher ist vor allem der Histaminwert.

Therapeutische Ansätze richten sich nach der Labordiagnose, im Vordergrund steht Allergenkarenz, im akuten Geschehen ggf. auch Antihistaminika, z.B. Pheniramin, Methilazin oder Chromoglyzin. Differentialdiagnostisch können intestinale Parasitosen und Blutungen mit ebenfalls überhöhten fIgE-Werten abgegrenzt werden.

4.4.5.5 Milchsäuren D und L

Die Milchsäuren sind Endprodukte des Kohlenhydratstoffwechsels von Bifidobakterien, Laktobazillen, Enterokokken und anderen Keimgattungen im Darm, finden sich jedoch in größeren Mengen auch in vergorenen Lebensmitteln – Sauerkraut, Joghurt, Wein, Fruchtsäfte – und als Folge sog. „Intoleranzen“, z.B. Laktoseintoleranz. Der Körper kann nur die D-Form (rechtsdrehendes Isomer) verarbeiten, die L-Form (linksdrehend) hingegen nicht, so daß es bei Bildung bzw. Verzehr großer Mengen von Milchsäuren in L-Form zur Gärungsdyspepsie und Übersäuerung kommt, welche die Darmschleimhaut reizt und schädigen kann und die Peristaltik anregt. Physiologische Übersäuerungen kommen bei brustmilchgenährten Säuglingen vor, deren Darmflora von Bifidobakterien dominiert wird. Das saure Darmmilieu hat hohe Schutzkraft vor Enteropathogenen.

Die Bestimmung erfolgt im Labor mittels photometrisch-enzymatischem Farbtest.

Der Normbereich liegt bis 40 µg/g Stuhl.

Abweichungen des Befundes betreffen Vermehrungen, die klinisch als Übersäuerung ausgelegt werden.

Therapeutische Ansätze richten sich nach der mutmaßlichen Ursache. Im Vordergrund stehen Karenz überhöhten Verzehrs saurer oder intoleranter Lebensmittel und ausgeglichene Ernährung. Intoleranzen können mittels Wasserstoffatemtest abgegrenzt werden.

4.4.5.6 Okkultes Blut

Der Nachweis unsichtbaren, okkulten Blutes ist eine wichtige vorbeugende diagnostische Maßnahme. Damit können frühzeitig, d.h. vor Auftreten sichtbaren Blutes, Blutungsquellen im Darm festgestellt werden: Ösophagusvarizen, Geschwüre im Magen oder Dünndarm, Kolonkarzinom, Polypen, innere Hämorrhoiden, chronische Enteritiden.

Labortechnik: Guajak-Test nach MacGregor.

Abweichungen des Befundes betreffen jeden Nachweis von Blut, dem diagnostisch (Endoskopie, Koloskopie) nachgegangen werden muß.

Therapeutische Ansätze richten sich nach der klinischen Diagnose und sind vorwiegend chirurgisch.

4.4.6 Durchfallerreger: Enteropathogene Bakterien, Viren, Parasiten

Durchfall wird von zahlreichen sog. „enteropathogenen“ Bakterien, Viren und Parasiten verursacht. Die gezielte Suche nach Erregern ist nur bei länger als drei Tage anhaltenden Diarrhöen und/oder Fieber sinnvoll. Die allermeisten erregerbedingten Diarrhöen sind selbstbegrenzend. Die Erreger werden nur listenmäßig zur Information aufgeführt. Die Absicht dieses Buches ist die Darstellung der Zusammenhänge in der intestinalen Ökologie. Ausführliche Darstellungen der Enteropathogenen finden sich in den gastroenterologischen Lehrbüchern.

Die Therapie richtet sich nach den Erregern. Bei Bakterien werden Antibiotika nach Antibiogramm (z.B. Augmentan, Bactrim, Ciprofloxazin) gegeben; danach erfolgt eine Ansäuerung des Darmmilieus (z.B. mit Joghurt, Sauerkraut, Laktulose); bei Viren ist keine spezifische Therapie möglich, bei Parasiten werden Anthelmintika (z.B. Tinidazol, Biltricide) gegeben; die Abheilung wird durch Verabreichung von Schonkost unterstützt.

Vorbeugend helfen antagonistische Hefen (z.B. Perenterol) und Schutzimpfungen (z.B. Typhoral).

Bakterien:
- Salmonella: über 2000 Typen, sekretorische Enteritis, „Lebensmittelvergifter“
- Campylobacter: ca. zehn Arten, entzündliche Enteritis, aus Lebensmitteln und infektiös
- Yersinia: ca. fünf Arten, sekretorische Enteritis, aus Lebensmitteln und infektiös
- Shigella: ca. vier Arten, sekretorische Enteritis
- Vibrio: ca. zehn Arten, aus Meeresfrüchten
- E. coli: hunderte von Serotypen:
  - EPEC: enteropathogene E. coli, infektiöser Säuglingsdurchfall
  - EHEC: enterohämorrhagische E. coli, blutige Durchfälle, aus Rindfleisch und Kuhmilch
  - ETEC: enterotoxische E. coli, sekretorische Enteritis, „Reisediarrhö“ aus Lebensmitteln
  - EIEC: enteroinvasive E. coli, entzündliche Enteritis, aus Lebensmitteln

– EAEC: enteroadhäsive E. coli, Enteritis
- Aeromonas, Plesiomonas: ca. fünf Arten, sekretorische Enteritis, aus Wasser
- Bacillus cereus, Staphylococcus aureus, Clostridium botulinum: „Lebensmittelvergifter“

Viren:
- Rota-, Adeno-, Corona-, Norwalkvirus (Astro-, Calici-, Entero-): entzündlich-sekretorische Enteritis, infektiös

Parasiten:
- Protozoen (Entamoeba, Lamblia, Isospora, Cryptosporidium, Balantidium, Sarcocystis): rezidivierende Durchfälle, Lebensmittel in Tropen
- Nematoden (Ascaris, Oxyuris/Enterobius): Koliken, Abmagerung, aus Lebensmitteln
- Trematoden (Fasciolopsis, Fasciola, Echinostoma, Clonorchis, Opstorchis, Schistosoma)
- Cestoden (Rinder-/Schweine-/Fischbandwurmkoliken), Abmagerung, aus Lebensmitteln

4.5 Stufenplan der Stuhldiagnostik – Nutzen des Stuhlbefundes für den Therapeuten

Die Stuhluntersuchung wird vom Therapeuten angefordert, um Informationen über das Geschehen am Darm zu erhalten, die zur Stellung der klinischen Diagnose und zur Beurteilung des Krankheitsverlaufs wie auch für krankheits- und/oder darmspezifische Behandlungsstrategien wichtig sind. Der Informationsgehalt des Stuhlbefundes leitet sich aus den untersuchten Parametern ab; das bedeutet einen eher geringen Gehalt aus wenigen Parametern und einen eher vollständigen Informationsgehalt aus einem mehrere Parameter umfassenden Befund. Letzterer gestattet in der Regel auch zutreffende Labordiagnosen und das Aufzeigen aussichtsreicher Therapiemöglichkeiten.

In Deutschland werden Stuhluntersuchungen unterschiedlichen Umfangs angeboten. Sie umfassen bestimmte, meist historisch entwickelte Programme, die in ihren Aussagen teils eingeschränkt, teils überholt sind. So ist beispielsweise die alleinige Erfassung von Pilzen oder die Stuhlfloraanalyse ohne Bestimmung der Verdauungsrückstände in der Aussage stark eingeschränkt und übersieht oftmals das Wesentliche. Die Auftraggeber solcher Programme müssen sich darüber im klaren sein, daß die Ergebnisse auch die therapeutischen Möglichkeiten einseitig und unvollständig ausrichten.

Wie bei anderen Laborbefunden auch, können Ergebnisse von Stuhluntersuchungen unterschiedlich ausgelegt werden – in Abhängigkeit von Erfahrung, Auffassung und Sichtweise des Therapeuten wie auch durch Zielsetzungen des erstellenden Labors, etwa durch Bindung an Produkte der pharmazeutischen Industrie.

Ein zeitgemäßer Befund sollte die ermittelten Werte graphisch und wörtlich auslegen, er sollte Hintergrundinformationen zur Bedeutung der Abweichungen enthalten, er sollte eine Labordiagnose enthalten und Therapiemöglichkeiten aufzeigen, die neue Erkenntnisse berücksichtigen.

Im Fachlabor wird die Stuhldiagnostik in Basis-, erweiterte und spezielle Diagnostik gegliedert. Auswertung und Auslegung der Stuhlbefunde, Labordiagnose und Aufzeigen von Therapiemöglichkeiten erfolgen allein aus Kenntnis und Erfahrung heraus. Eine Bindung an pharmazeutische Hersteller bzw. Produkte wird abgelehnt.

4.5.1 Basisdiagnostik

Die Basisdiagnostik umfaßt die Analyse der Stuhlflora (anaerobe und aerobe Bakterien, Pilze und pH-Wert) und die quantitative Bestimmung der Verdauungsrückstände (Fette, Eiweiße, Zucker, Ballaststoffe und Wasser).

Die Stuhlfloraanalyse trägt mit nur 25% zum Informationsgehalt des Stuhlbefundes bei. Sie gestattet Aussagen zu Kolonisationsresistenz – diese ist mangelhaft bei vermindertem Nachweis von Bacteroides und Bifidobakterien –, zum Zustand der Säuerungsflora – diese erfüllt ihre antagonistischen Aufgaben nur mangelhaft bei vermindertem Nachweis von Bifidobakterien und/oder Laktobazillen und Enterokokken –, zum Aufwuchern der Fäulnisflora bei vermehrtem Nachweis von Clostridien, E. coli und Enterobakteriazeen, zum Aufwuchern von Pilzen und zu Abweichungen des pH-Wertes im Sinne von Übersäuerung oder Alkalisierung.

Die quantitative Bestimmung der Verdauungsrückstände trägt mit 50% zum Informationsgehalt des Stuhlbefundes bei. Sie gestattet Aussagen zu Ernährung (Malnutrition bzw. Zivilisationskost), Verdauung (Maldigestion bzw. Steatorrhö, Kreatorrhö, Saccharrhö, Amylorrhö) und Aufsaugung der verdauten Nahrung (Malabsorption).

Beide Parameter zusammen ergeben einen Informationsgehalt des Stuhlbefundes von 75%. Dieser gestattet Aussagen zum Geschehen am Darm, die oft eine Labordiagnose und auch das Aufzeigen von Therapiemöglichkeiten gestatten. Offen bleibt jedoch, ob diese vollständig und aussichtsreich sind.

Die Basisdiagnostik enthält keine Angaben zur Ursache bzw. Differentialdiagnose von Maldigestion und Malabsorption. Auskünfte hierzu geben die Verdauungsenzyme Gallensäuren und Chymotrypsin oder Pankreaselastase. Weiterhin enthält sie keine Angaben zum Zustand der lokalen Körperabwehr am Darm; Auskünfte hierzu geben das sekretorische Immunglobulin A und die Lysozyme. Auch können aus Befunden der Basisdiagnostik mit Werten im Normbereich keine Rückschlüsse auf Stabilität der intestinalen Ökologie oder gar „Gesundheit“ am Darm gezogen werden.

4.5.2 Erweiterte Diagnostik (Gesundheits-Check)

Die erweiterte Stuhldiagnostik umfaßt die Basisdiagnostik – Stuhlflora und Verdauungsrückstände – und zusätzlich die Parameter Gallensäuren, Chymotrypsin und sekretorisches Immunglobulin A.

Die erweiterte Diagnostik gestattet einen Informationsgehalt von 100% des Stuhlbefundes. Außer den Aussagen der Basisdiagnostik enthält sie zusätzlich detaillierte Angaben über Verdauung und Aufsaugung wie auch über den Zustand der lokalen Körperabwehr am Darm. Sie gestattet Labordiagnosen wie Fehlernährung (Malnutrition), Verdauungsschwäche (Maldigestion), getrennt nach Fetten, Eiweißen, Zucker, Ballaststoffen, Mangelaufsaugung (Malabsorption), Diarrhö, Obstipation, Entzündung und Abwehrschwäche an der Darmschleimhaut. Diese Labordiagnosen geben dem Therapeuten wichtige Informationen zum Geschehen am Darm und sind hilfreich zur Stellung der klinischen Diagnose.

Diese Labordiagnosen gestatten auch das Aufzeigen von Therapiemöglichkeiten wie Ernährungsberatung, getrennt nach Fetten, Eiweißen, Zucker, Ballaststoffen, Beheben von Verdauungsschwächen, Stärkung der lokalen Abwehr am Darm, Behandlung von Entzündung. Diese Therapiemöglichkeiten sind als Orientierungshilfe für den Therapeuten gedacht, der adäquate Behandlungsstrategien aus der klinischen Diagnose ableitet.

Befunde mit allen Werten im Normbereich gestatten Rückschlüsse auf die Stabilität der intestinalen Ökologie und in der Regel auch auf „Gesundheit" am Darm.

4.5.3 Spezielle Diagnostik

Die spezielle Stuhldiagnostik kann zusätzlich zu der erweiterten angefordert werden. Diese Parameter können zur

Beantwortung spezieller diagnostischer Fragen auch einzeln untersucht werden, allerdings muß sich der Therapeut darüber klar sein, daß dann nur spezielle Fragen beantwortet werden und die häufigsten Veränderungen damit übersehen werden. Sie umfaßt Entzündungsparameter (PMN-Granulozyten-Elastase, Milchsäuren D und L, Essigsäure, Alpha-1-Antitrypsin, Histamin und fäkales Immunglobulin E) und die enteropathogenen Bakterien, Viren und Parasiten. Generell ist empfehlenswert, Enteropathogene bei Diarrhöen, die länger als drei Tage, die Entzündungsparameter bei Diarrhöen, die länger als zwei Wochen anhalten, Histamin und fäkales Immunglobulin E zur Differentialdiagnose von Nahrungsmittelunverträglichkeiten und -allergien im Labor anzufordern.

Die Befunde gestatten Aussagen zu Durchfallerregern, zum Ausmaß der Entzündung sowie zu Nahrungsmittelunverträglichkeit oder -allergie.

Aufgezeigte Therapiemöglichkeiten sind kausal, bzw. es werden weitere diagnostische Notwendigkeiten wie Allergiediagnostik im Blut, Ernährungstagebuch usw. empfohlen.

4.6 Zusammenfassung des 4. Kapitels

Im 4. Kapitel werden nach einem Überblick der historischen Entwicklung der Stuhldiagnostik die aktuellen Indikationen für Stuhluntersuchungen aufgezeigt, die nicht nur bei allen Störungen im Magen-Darm-Bereich, sondern auch bei „neuen" Erkrankungen, die sich ja (auch) am Darm abspielen, sinnvoll sind – Neurodermitis, Umweltbelastungen, Nahrungsmittelunverträglichkeiten und -allergien, Krebs. Es folgt die ausführliche Darstellung der Untersuchungsparameter Stuhlflora, Verdauungsrückstände, Verdauungsenzyme, lokale Körperabwehr, Entzündungsmarker und Enteropathogene. Das Kapitel schließt mit dem Aufzeigen der aus Stuhlbefunden möglichen Aussagen, der Wertigkeit der Parameter und dem Informationsgehalt (Nutzen) dieser Analysen für den Therapeuten.

5 Labordiagnosen aus Stuhlanalysen

Die Befunde aus Stuhluntersuchungen gestatten eine Reihe von Labordiagnosen. Die Labordiagnose kann, muß jedoch nicht gleich mit der klinischen Diagnose sein. Der Therapeut benutzt die Labordiagnose, um zusammen mit Anamnese, Symptomatik, körperlicher Untersuchung und ggf. weiteren Befunden ein Bild des Patienten zu erhalten, das ihm gestattet, die klinische Diagnose zu stellen. Ebenso verhält es sich mit aus der Labordiagnose ableitbaren Therapievorschlägen – sie dienen der Orientierung des Therapeuten, der dann dem Patienten die adäquate Therapiestrategie vorschlägt und mit dessen Einverständnis einleitet.

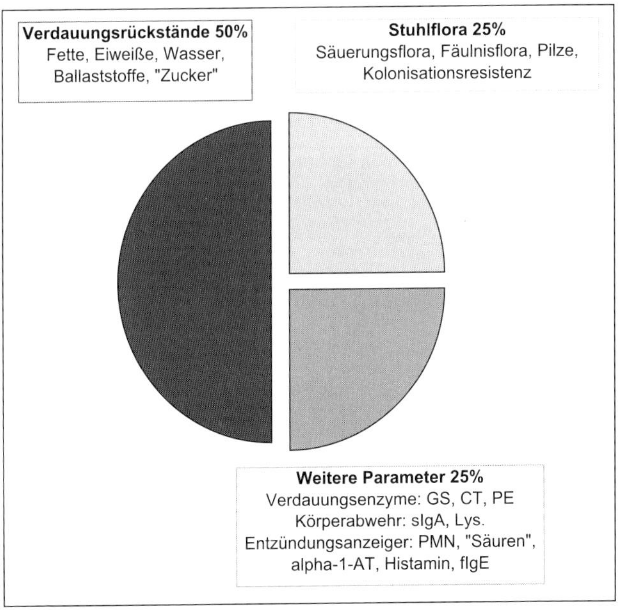

Abb. 7: Aussagen aus Stuhlbefunden: Zustand der intestinalen Ökologie

Tab. 2: Labordiagnosen aus Stuhlbefunden

Labordiagnose	**Parameter**	**Therapieempfehlung**
Befund mit Werten im Normbereich	alle im Normbereich	keine
Verdauungsstörung „Fette"	Fett >4,5 g/100g	Fettverzehr vermindern
Verdauungsstörung „Ballaststoffe"	Ballaststoffe <10 g/100 g >16 g/100 g	Ballaststoffverzehr normalisieren
Verdauungsstörung „Eiweiße"	Eiweiß >1,1 g/100 g	Eiweißverzehr vermindern
Verdauungsstörung „Zucker"	„Zucker" >1,5 g/100 g	„Zucker"-Verzehr vermindern
Abwehrschwäche an der Darmschleimhaut	sIgA >2 IU/g	Stärkung der Abwehr an der Darmschleimhaut (orale Immunstimulation)
Entzündung an der Darmschleimhaut	PMN-Elastase Lysozyme f IgE, Histamin αl-A-Trypsin	Kausal, Schonkost
Histaminose	Histamin >1000 ng/g	Expositionsprophylaxe Ernährungstagebuch (Antihistaminika)
Nahrungsmittelallergie	f IgE >10 IU/g	Expositionsprohylaxe Antihistaminika (Ernährungstagebuch)
Mykose	Pilze >10^4 KbE/g – biochem. Diff. – Antimykogramm	Antimykose – Chemotherapie – Naturheilkunde
Bakterielle Dünndarmüberwucherung (fraglich)	Dünndarm-Aspirat >10^6 kbE/g (Entz. param.)	Kausal antibiotisch
Befund ohne Zuordnung	einzelne Parameter abweichend	isoliert

Klinische Diagnose	ergänzende Parameter	Mögliche klinische Syndrome
intakte intestinale Ökologie	Flora, Verdauungsrückst., GS, CT, sIgA	Gesundheit (wenn keine klinischen Symptome)
Malnutrition Maldigestion Malabsorption	– (Anamnese) GS↓ GS↑(PMN↑)	– Malassimilation (Dyspepsie) Neurodermitis/Allergien Umweltbelastungen, Krebs
Malnutrition Malnutrition	BS↓ GS↑	Obstipation Diarrhö
Malnutrition Maldigestion Malabsorption	– (Anamnese) CT↓, PE↓ (PMN↑, GS↑)	– exokrine Pankreasinsuffizienz Neurodermitis/Allergien Umweltbelastungen, Krebs
Malnutrition Maldigestion Malabsorption	– (Anamnese) – (PMN↑) – (GS↑)	– Laktoseintoleranz u. a. ?
Abwehrschwäche rezidivierende Infekte	Lysozyme	Neurodermitis/Allergie Umweltbelastungen, Krebs, chronische Enteritiden
Enteritis	Enteropathogene Bakterien, Viren, Parasiten, (Pilze)	spez./unspez. Entzündung akute/chronische Enteritis, Histaminose, Allergie
Nahrungsmittel- unverträglichkeit	f IgE	Diarrhö u. v. a. m. (allergische Reaktionen)
Nahrungs- mittelallergie	Histamin Allergiediagnostik im Blut von Vitalan	Diarrhö u. v. a. m. (allergische Reaktionen)
Mykose (wenn klinische Symptome) – Kolonisation – Infektion (Soor)	sIgA Verdauungsrückstände GS, CT, PMN, Lysozyme	Abwehrschwäche Antibiotikatherapie Diabetes, Umweltbelastungen, einseitige Ernährung
Bakterielle Dünndarmüber- wucherung	sIgA, GS CT (PMN, Lys., fIgE, α1-AT, Histamin) H_2-Atemtest	unspezifisch (Roemheld, Meteorismus) „Intoleranzen"
keine	bildgebende Verfahren, Blut- untersuchungen u. a.	viele

Es gibt einige relativ häufige klinische Syndrome, z.B. chronische Obstipation, bakterielle Dünndarmüberwucherung, Colon irritabile, die keine Korrelate in Stuhlanalysen haben und bei denen folglich auch keine Labordiagnosen gestellt werden können.

5.1 Stuhlbefund im Normbereich

Ein Stuhlbefund, bei dem alle Werte im Normbereich liegen oder nur gering und unwesentlich abweichen, gibt keine Hinweise zur Ursache möglicherweise vorliegender Störungen und Beschwerden, wobei angenommen wird, daß Stuhluntersuchungen nur bei Patienten mit Beschwerden im Magen-Darm-Trakt oder bei dessen vermuteter Beteiligung angefordert werden.

Damit ergeben sich auch keine Anhaltspunkte, die in eine Labordiagnose münden könnten.

Aus einem Normbefund können damit auch keine Therapiemöglichkeiten aufgezeigt werden.

Abhängig vom Informationsgehalt des Normbefundes können unterschiedliche Schlußfolgerungen gezogen werden. Ein Normbefund der „Basisdiagnostik“ erlaubt keine Rückschlüsse auf Intaktheit der intestinalen Ökologie oder gar „Gesundheit“ am Darm; sein Informationsgehalt ist dafür zu gering, wichtige Werte fehlen. Ein Normbefund der erweiterten Diagnostik hingegen besitzt einen ausführlichen Informationsgehalt, der Aussagen zu Intaktheit und Gesundheit erlaubt, wobei jedoch letztlich die Gesamtbeurteilung des Patienten durch den Therapeuten erfolgt.

5.2 Verdauungsstörungen der einzelnen Nahrungsbestandteile

Verdauungsstörungen sind als Labordiagnosen bei Stuhlanalysen sehr häufig, zum einen weil eine der wichtigsten

Aufgaben des Magen-Darm-Traktes die Verdauung ist, zum anderen weil die Nahrung der meisten Patienten als sog. Zivilisationskost nicht mehr vom regionalen Angebot und den Bedürfnissen des Körpers, sondern vom Angebot industriell hergestellter Ware, von Preis- und Zeitvorteil und persönlichen Vorlieben bestimmt wird. Mangelhafte Kenntnisse über Ernährung und Verdauung kommen hinzu.

Labordiagnosen über Verdauungsstörungen können als alleinige Labordiagnose oder zusammen mit anderen gestellt werden – oft liegt noch Abwehrschwäche und/oder Entzündung an der Darmschleimhaut vor. Dies liegt daran, daß bei Krankheitsbildern, bei denen Stuhluntersuchungen angefordert werden, multiple Störungen zum Beschwerdebild beitragen.

5.2.1 Verdauungsstörungen von Fett

Die Labordiagnose „Verdauungsstörungen von Fett" kann immer dann gestellt werden, wenn der Fettgehalt des Stuhls deutlich vermehrt über 4,5 g/100 g liegt, d.h. bei Steatorrhö. Die Ursachen von Steatorrhö können überhöhter Fettverzehr (Malnutrition) – empfohlen werden je nach Körpergewicht 50–60 g/Tag, das sind 20% der Gesamtenergiemenge der Nahrung – oder Verdauungsschwäche (Maldigestion) – mangelhafte Emulgierung durch zu wenig Galle – oder mangelhafte Aufsaugung infolge einer gestörten Dünndarmschleimhaut (Malabsorption) sein. Differentialdiagnostisch führt die Bestimmung der Gallensäuren weiter: befinden sich diese im Normbereich, liegt Malnutrition vor; sind sie vermindert, liegt Maldigestion vor; sind sie vermehrt, liegt Malabsorption oder Überstimulierung vor. Malnutrition ist sicherlich die häufigste Ursache. Die Folgen des in Deutschland belegten überhöhten Fettverzehrs von 100–120 g/Tag beziffert Prof. Pudel (Deutsche Gesellschaft für Ernährung 1996) im Gesundheitsbereich mit

115 Milliarden DM jährlich. Diese Kosten entstehen u.a. durch Übergewicht, Bluthochdruck, Arteriosklerose und Herzinfarkt. Die Reduzierung des Fettverzehrs auf 75–90 g/Tag würde diese Folgekosten halbieren, sicherlich ein bedeutender Beitrag zum defizitären Gesundheitssystem.

Die therapeutischen Möglichkeiten richten sich nach der Labordiagnose, wobei verminderter Fettverzehr im Vor-

Verdauungsrückstände Fette

DGE: < 3,5% (50-60g/Tag)

Zivilisationskost: > 4,5% (100-120g/Tag)

Steatorrhö

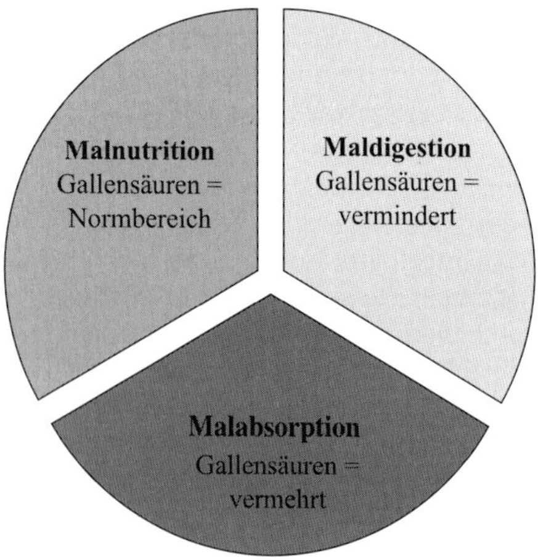

Abb. 8: Aussagen aus Stuhlbefunden: Verdauungsrückstände Fette

Tab. 3: Differentialdiagnose Steatorrhö

Fettgehalt im Stuhl	Gallensäuren	Labor-diagnose	Therapie
Normbereich <3,5%	Normbereich 0,7-2,0 µmol/g	physiolog. Fettverdauung	keine
	Vermindert <0,7 µmol/g	Maldigestion Fette	Cholagogum
	Vermehrt >2,0 µmol/g	Hypersekretion	Kausal
		Malabsorption Fette	Kausal/ Diagnostik
Vermehrt >3,5%	Normbereich	Malnutrition	Ernährungs-beratung: Fettverzehr vermindern
	Vermindert	Maldigestion Fette	Cholagogum
	Vermehrt	Malabsorption Fette	Kausal/ Diagnostik

Quelle: Vitalan

dergrund steht: bei Maldigestion zusätzlich Einnahme von Cholagoga, bei Malabsorption kausale Behandlung der gestörten, entzündeten Dünndarmschleimhaut (Neurodermitis, Umweltbelastungen, Strahlenenteritis) oder Verzicht auf Gallenstimulation.

Wichtig ist auch die Information des Patienten über die Bedeutung der Fette in der Ernährung, ihre Verdauung, die Einteilung der Speisefette, Möglichkeiten des verminderten Fettverzehrs und die Übergabe eines Wochenspeiseplans.

5.2.2 Verdauungsstörungen von Eiweiß

Die Labordiagnose „Verdauungsstörungen von Eiweiß" kann immer dann gestellt werden, wenn der Eiweißgehalt des Stuhls deutlich vermehrt über 1,10 g/100 g liegt, d.h. bei Kreatorrhö. Die Ursachen von Kreatorrhö können überhöhter Eiweißverzehr (Malnutrition) – empfohlen werden 1 g/kg Körpergewicht/Tag, das sind 20% der Gesamtenergie der Nahrung – oder Verdauungsschwäche (Maldige-

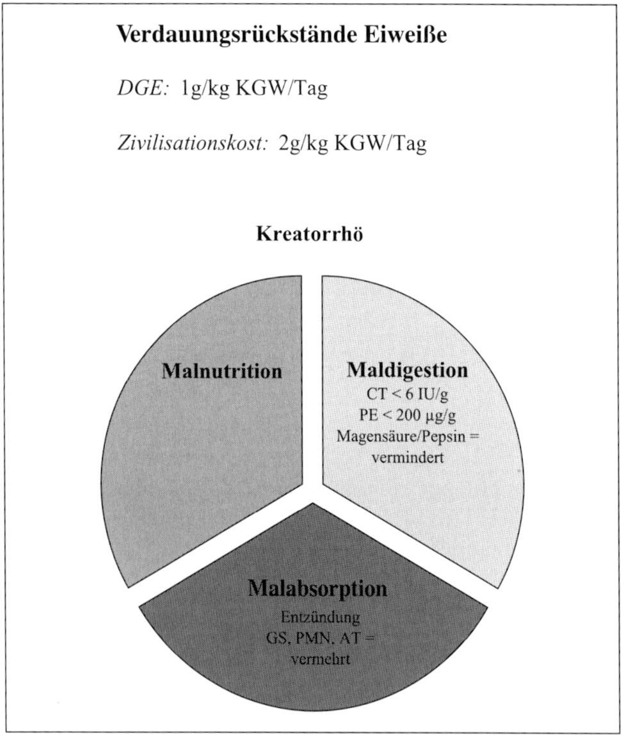

Abb. 9: Aussagen aus Stuhlbefunden: Verdauungsrückstände Eiweiße

stion) – mangelhafte Aufspaltung durch zu wenig Pankreasenzyme – oder mangelhafte Aufsaugung infolge einer gestörten Dünndarmschleimhaut (Malabsorption) sein. Differentialdiagnostisch führt die Bestimmung des Chymotrypsins, besser der pankreatischen Elastase weiter. Befinden sich diese im Normbereich, liegt vermutlich Malnutrition oder Malabsorption vor (abgrenzbar durch die Gallensäuren); sind sie vermindert, liegt Maldigestion vor.

Die therapeutischen Möglichkeiten richten sich nach der Labordiagnose, wobei verminderter Eiweißverzehr im Vordergrund steht: bei Maldigestion Einnahme von Verdauungsenzymen, bei Malabsorption kausale Behandlung der Störung der Dünndarmschleimhaut.

Wichtig ist auch die Information des Patienten über die Bedeutung der Eiweiße in der Ernährung, ihre Verdauung, die Einteilung der Eiweiße, Möglichkeiten des verminderten Eiweißverzehrs und die Übergabe eines Wochenspeiseplans.

5.2.3 Verdauungsstörungen von „Zucker"

Die Labordiagnose „Verdauungsstörungen von Kohlenhydraten" kann immer dann gestellt werden, wenn der „Zuckergehalt" des Stuhls stark vermehrt über 1,5 g/100 g liegt, d.h. bei Saccharrhö. Diese kommt öfter zusammen mit Amylorrhö vor. Die Ursachen von Saccharrhö können überhöhter „Zuckerverzehr" (Maldigestion) – empfohlen werden zum Verzehr Kohlenhydrate zu 60% der Gesamtenergie, wobei Saccharose nicht benötigt wird – oder Verdauungsschwäche (Maldigestion) – mangelhafte Aufspaltung durch Disaccharidasen im Dünndarm (z.B. Laktoseintoleranz) – oder mangelhafte Aufsaugung infolge einer gestörten Dünndarmschleimhaut sein (Malabsorption, wegen der Molekülgröße sicherlich eher selten). Differentialdiagnostisch ist eine Abgrenzung labortechnisch nicht möglich; Disaccharidasen können im Stuhl nicht bestimmt werden, doch ist die Abgrenzung von Intoleranzen empirisch über eine Testmahlzeit mit nachfolgender Symptomatik oder den Wasserstoffatemtest möglich. Anamnestisch sollte auch geklärt werden, ob nicht überhöhter Verzehr von Lebensmitteln aus weißem Mehl stattfand (Brötchen, Toast, Nudeln, Kuchen); diese werden testmäßig als „Zucker“ erfaßt.

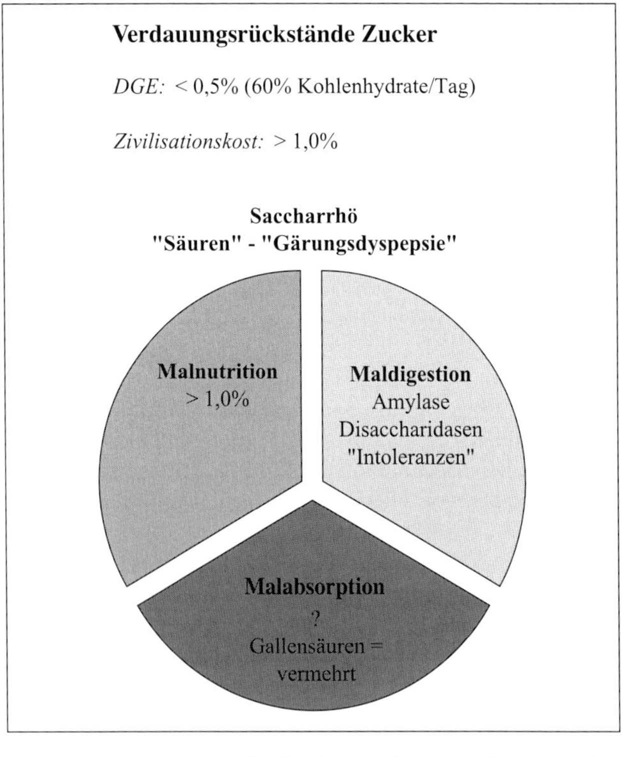

Abb. 10: Aussagen aus Stuhlbefunden: Verdauungsrückstände Zucker

Die therapeutischen Möglichkeiten richten sich nach der Labordiagnose, wobei verminderter Verzehr von „Zucker" – gemeint ist Saccharose – im Vordergrund steht. Bei Maldigestion können fehlende Enzyme nicht substituiert werden, nur Karenz der nicht tolerierten Disaccharide kommt in Frage. Bei Malabsorption sollte zusätzlich eine kausale Behandlung der Störung der gestörten Dünndarmschleimhaut erfolgen.

Wichtig ist auch die Information des Patienten über die Bedeutung der Kohlenhydrate in der Ernährung, ihre Verdauung, die Einteilung der Kohlenhydrate, Möglichkeiten des verminderten Kohlenhydratverzehrs sowie die Abgabe eines Wochenspeiseplans.

5.2.4 Verdauungsstörungen von Ballaststoffen

Die Labordiagnose „Verdauungsstörungen von Ballaststoffen" kann immer dann gestellt werden, wenn der Ballaststoffgehalt des Stuhls deutlich vermindert unter 10 g/100 g oder deutlich vermehrt über 16 g/100 g liegt, d.h. bei Amylorrhö. Die Ursachen verminderten Vorkommens sind Minderverzehr von Ballaststoffen (Malnutrition) – empfohlen werden je nach Körpergewicht 30–40 g/Tag. Die Ursache vermehrten Vorkommens ist Mehrverzehr, auch eine Form von Malnutrition. Maldigestion und Malabsorption kommen bei Ballaststoffen nicht vor; diese werden ja weder verdaut noch aufgesogen, sondern bleiben im Darmlumen.

Die therapeutischen Möglichkeiten richten sich nach der Labordiagnose, wobei ausgeglichener Verzehr von Ballaststoffen im Vordergrund steht.

Wichtig ist auch die Information des Patienten über die Bedeutung der Ballaststoffe in der Ernährung, ihre Einteilung, Möglichkeiten des ausgeglichenen Ballaststoffverzehrs sowie die Abgabe eines Wochenspeiseplans.

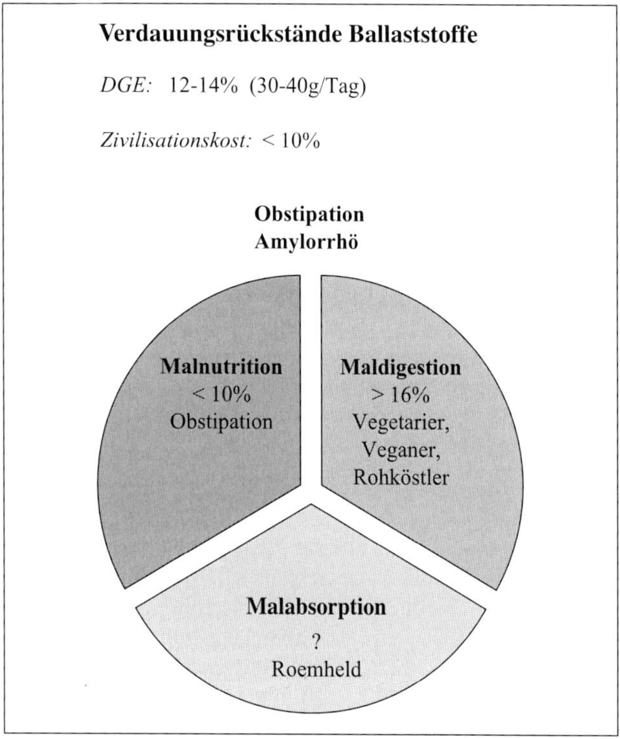

Abb. 11: Aussagen aus Stuhlbefunden: Verdauungsrückstände Ballaststoffe

5.3 Abwehrschwäche an der Darmschleimhaut

Die Labordiagnose „Abwehrschwäche an der Darmschleimhaut“ kann immer dann gestellt werden, wenn der Wert des sekretorischen Immunglobulins A unter 2 U/g liegt. Die Ursachen sind vielfältig: mangelhafte Stimulierung des darmassoziierten Immunsystems, mangelhafte Reaktion desselben, immunsuppressive Therapie (Kortison, Chemotherapie, Bestrahlung), Schädigung durch Umweltbelastungen und möglicherweise Allergien, Streß. Die Abwehrschwäche muß nicht immer Ausdruck in klinischer Symptomatik finden, z.B. rezidivierende Infekte, Diarrhö, Aufwuchern von Fäulniskeimen und ggf. Pilzen, weil andere Abwehrkapazitäten des Körpers kompensierend wirken.

Die therapeutischen Möglichkeiten richten sich nach der Labordiagnose. Die spezifische Therapie ist die orale Immunstimulierung mit kommerziellen Präparaten oder individueller, patientenadaptierter Autovakzine.

5.4 Entzündung an der Darmschleimhaut

Die Labordiagnose „Entzündung an der Darmschleimhaut" kann immer dann gestellt werden, wenn die Werte der Entzündungsmarker (PMN-Elastase, Milchsäuren D und L, Essigsäure, Histamin und u. U. fäkales Immunglobulin E, Lysozyme und Gallensäuren) deutlich vermehrt sind. Die Ursachen sind vielfältig: Enteropathogene Bakterien, Viren, Parasiten, u. U. Pilze und hämolysierende E.-coli-Biovare, „Lebensmittelvergiftung", Übersäuerung, Nahrungsmittelunverträglichkeiten oder -allergien, Umweltbelastungen, Bestrahlung, Streß. Die Entzündung muß sich nicht immer als Diarrhö äußern, bei Entzündungen der Dünndarmschleimhaut kann es bei „innerer" Diarrhö mit unspezifischer Symptomatik bleiben.

Die therapeutischen Möglichkeiten sind kausal oder ggf. symptomatisch: Abdichten der durchlässigen Schleimhaut mit Schonkost (eine Woche nur gekochter Reis und Kartoffeln).

5.5 Nahrungsmittelunverträglichkeit (Histaminose)

Die Labordiagnose „Histaminose" kann immer dann gestellt werden, wenn der Wert des Histamins im Stuhl deutlich vermehrt über 1000 ng/g liegt. Die Ursachen sind vielfältig, histaminhaltige oder sog. „Histaminliberatoren" wie Nahrungsmittel (z.B. Rotwein, Hartkäse, Schweinefleisch, See- und Krustentiere, Sauerkraut, Schokolade, Geschmacksverstärker Glutamat), Allergien (Nahrungsmittel-, ggf. auch Inhalationsallergene), Endotoxine, Pharmaka (Muskelrelaxanzien, Analgetika, Narkotika, Chemotherapeutika, Röntgenkontrastmittel, Antibiotika), oberflächenaktive Substanzen. Die Histaminose, u.a. das sog. „Chinarestaurant-Syndrom", äußert sich als Unwohlsein, Rötung, Ödem, Urtikaria, Erbrechen, innere oder äußere Diarrhö, überhöhte Magensäure, Asthma, Allergie. Die Histaminvergiftung „Skombrotoxismus" tritt nach dem Verzehr verdorbener Lebensmittel auf.

Differentialdiagnostisch können Nahrungsmittelallergien (hier fäkales Immunglobulin vermehrt) und Nahrungsmittelintoleranzen (z.B. Laktoseintoleranz mittels Testmahlzeit und nachfolgendem Wasserstoffatemtest) abgegrenzt werden. Nahrungsmittelvergiftungen durch toxische Bestandteile und Nahrungsmittelabneigungen mit psychosomatischen Faktoren können mittels Stuhluntersuchungen nicht erfaßt werden.

Die therapeutischen Möglichkeiten betreffen vor allem die Karenz – ggf. muß zur Feststellung des Auslösers ein Ernährungstagebuch geführt werden. Im akuten Fall helfen Antihistaminika, z.B. Chromoglyzin, Fenistil, Loratandin.

5.6 Nahrungsmittelallergie

Die Labordiagnose „Nahrungsmittelallergie" kann immer dann gestellt werden, wenn der Wert des fäkalen Immun-

Tab. 4: Differentialdiagnostik von Nahrungsmittelunverträglichkeiten und -allergien im Stuhl

Labordiagnose =klinische Diagnose	**Parameter**	**Therapieempfehlung**	**Differentialdiagnose**	**weitere Diagnostik**
Histaminose	Histamin –Normbereich bis 250 ng/g –fraglich: 250–1000 ng/g –verdächtig: >1000 ng/g	Expositionsprophylaxe Ernährungstagebuch (Antihistaminika)	Nahrungsmittel-Allergie: wenn fIgE↑	fIgE
Nahrungsmittelallergie	fIgE –Normbereich bis 5 IU/g –fraglich: 5–10 IU/g –verdächtig: >10 IU/g	Expositionsprophylaxe Antihistaminika (Ernährungstagebuch)	Histaminose: wenn fIgE=NB (Zeitpunkt der Exposition?) Parallel Histaminose möglich!	Histamin, Allergie-Diagnostik im Blut von Vitalan

globulins E (fIgE) im Stuhl deutlich vermehrt über 10 kU/g liegt. Als Ursachen kommen praktisch alle Nahrungsmittel in Frage, am häufigsten sind Kindernahrung, Fleisch, Meeresfrüchte, Obst, Gemüse, Nüsse. Die Allergene können mittels Blutuntersuchungen im Fachlabor ermittelt werden (RAST- oder EAST-Test). Die Nahrungsmittelallergie ist eine Allergie vom Typ I (Anaphylaxie) und äußert sich als Unwohlsein, Rötung, Schwellung, Urtikaria, Erbrechen, innere und äußere Diarrhö, Asthma. Da sich Inhalationsallergien auch über die Darmschleimhaut entwickeln (Allergene werden abgeschluckt), ist möglicherweise auch bei diesen das fIgE vermehrt.

Differentialdiagnostisch können Nahrungsmittelunverträglichkeiten (hier nur Histamin vermehrt) und Nahrungsmittelintoleranzen (z.B. Laktoseintoleranz mittels Testmahlzeit und nachfolgendem Wasserstoffatemtest) abgegrenzt werden.

Die therapeutischen Möglichkeiten betreffen vor allem die Karenz. Sollten Blutuntersuchungen im vertretbaren Rahmen keine Allergene aufzeigen, muß ggf. ein Ernährungstagebuch geführt werden. Im akuten Fall helfen Kortison, Kalzium, Kreislaufmittel, ggf. Antihistaminika (z.B. Chromoglyzin, Fenistil, Loratandin) und Schondiät zur Abdichtung der durchlässigen Dünndarmschleimhaut (eine Woche nur gekochter Reis und Kartoffeln). Langfristig kann Hyposensibilisierung versucht werden.

5.7 Mykose des Darms

Die Labordiagnose „Mykose des Darms“ kann immer dann gestellt werden, wenn im Stuhl mehr als 104 KbE/g Pilze nachgewiesen werden und wenn keine weiteren Abweichungen vorkommen. Die Ursachen für eine Pilzbesiedelung des Darmes sind vielfältig, sie liegen im angegriffenen Substrat, dem Körper: In der Literatur werden Abwehrschwäche an der Darmschleimhaut, Antibiotikatherapie, Diabetes, „zuckerreiche“ Ernährung und/oder der Pilz selbst angeführt, der mittels selektiver Aggressionspotentiale in der Lage ist, zu adhärieren und sich zu vermehren. Die Schädigung des Körpers erfolgt bei oberflächlicher Schleimhautbesiedelung (Kolonisation) mittels Produkten des Kohlenhydratstoffwechsels wie Alkoholen und Kohlendioxid, bei Eindringen in die Schleimhaut (Infektion, Soor) mittels Proteasen und Lipasen, die die Schleimhaut und das sekretorische Immunglobulin A zerstören.

5.8 Stuhlbefund ohne Zuordnungsmöglichkeit

Bei ca. 10% der im Fachlabor erstellten Stuhlbefunde gestatten die abweichenden Werte keine Zuordnung zu einer der oben genannten Labordiagnosen. Es können Werte aller Parameter betroffen sein, deren Abweichungen nicht zum Gesamtbild passen. Betroffen sind in erster Linie abweichende Werte der Stuhlflora, die kein Korrelat bei den anderen Werten haben. Auch Befunde der Basisdiagnostik lassen sich wegen fehlender Parameter öfter nicht zuordnen. Solche Befunde geben meist Hinweise auf eine gestörte intestinale Ökologie, ohne daß sich in der Gesamtsicht der Laborwerte und dem Vorbericht eine Labordiagnose ableiten läßt. Teilweise kann die Aussagekraft solcher Befunde erhöht werden, indem zusätzliche Laborwerte ermittelt werden. In der Regel fehlt bei Befunden ohne Labordiagnose der Hinweis auf Therapiemöglichkeiten.

Sie sind deshalb vom Therapeuten stets besonders gründlich und kritisch darauf zu prüfen, ob und wie sich die gefundenen Veränderungen aus klinisch-anamnestischer und therapeutischer Sicht in das Krankheitsbild einfügen. Solche Befunde können Hinweise auf beginnende oder subklinische Störungen geben. Oft sind sie nur eingeschränkt auswertbar und folglich in die klinische Diagnose und eine aussichtsreiche Therapie nicht zufriedenstellend einzufügen.

5.9 Zusammenfassung des 5. Kapitels

Im 5. Kapitel werden Labordiagnosen, die sich anhand von Werten und der Anamnese aus Stuhlbefunden ableiten lassen, aufgezeigt. Die häufigsten sind Verdauungsstörungen der einzelnen Nahrungsbestandteile Fette, Eiweiße und Zucker sowie Fehlernährung mit zu wenig Ballaststoffen, die sog. Zivilisationskost. Weitere häufige Labordiagnosen sind Abwehrschwäche und Entzündung an der Darmschleimhaut. Die Parameter Histamin und fäkales Immunglobulin E deuten das häufiger als vermutete Vorkommen von Histaminose und Nahrungsmittelallergien an. Weitaus seltener als gemeinhin angenommen sind Mykosen des Darmes.

6 Behandlungsmöglichkeiten am Darm

Behandlungsmöglichkeiten am Darm richten sich nach der Labordiagnose des Stuhlbefundes, nach der klinischen Symptomatik und/oder nach der klinischen Diagnose. Letztere Möglichkeit ist sicherlich die beste, vor allem wenn sie nach ganzheitlichen Gesichtspunkten erfolgt. Alle therapeutischen Maßnahmen werden – unabhängig von aufgezeigten Möglichkeiten oder Empfehlungen, die aus der Stuhlanalyse abgeleitet werden – vom Therapeuten veranlaßt und verantwortet.

6.1 Historischer Überblick und allgemeine Gesichtspunkte

Aus historischer Sicht wurde bei der Betrachtung des Darmes in erster Linie an Ernährung, Verdauung und Stuhlgewohnheiten gedacht. Die Ernährung unserer Vorfahren war überwiegend vegetarisch geprägt; Fleisch gab es selten und gesüßt wurde noch seltener mit Honig. Übergewicht und Obstipation waren selten und ein Zeichen von Reichtum; Obstipation wurde mit Einläufen behandelt. Nahrungsmangel war verbreitet, unfreiwilliges oder gewolltes Fasten bei Krankheit war eine der häufigsten „Behandlungen". Diarrhöen waren häufig, Typhus, Cholera und Ruhr forderten zahllose Opfer. Behandelt wurde unbefriedigend mit Pflanzen und Kräutern sowie Kohle, Heilerde u. ä. Die Erkenntnis: „Der Tod sitzt im Darm" ist uralt.

Erste Verbindungen zwischen Ernährung und Gesundheit machte Metschnikoff; der Verzehr gesäuerter Milchprodukte (Joghurt, Kefir) sollte lebensverlängernde Wirkung haben. Heute kennen wir die antagonistisch-ansäuernde, „probiotische" Wirkung von Bifidobakterien und Laktobazillen; Arzneimittel, Nahrungsergänzungs- und Nahrungsmittel mit diesen Keimen werden häufig verwendet.

In der Behandlung von „Dysbakterien“ setzte Nissle „gute“ gleich „starke“ E. coli gegen „entartete“ gleich „minderwertige“ ein und schrieb ihnen antagonistische Kräfte zu. Heute wissen wir, daß lebend oder inaktiviert eingenommene E. coli abwehrstärkend am Darm wirken. Die Weiterentwicklung dieses Prinzips durch den „Arbeitskreis für Mikrobiologische Therapie“ war die Anwendung von Autovakzinen aus patienteneigenen Stämmen zum Einnehmen oder Einspritzen.

Die „Einnahme“ von Mikroorganismen, deren Verzehr mit Lebensmitteln, ist die älteste und am weitesten verbreitete, unbewußte „Behandlung“.

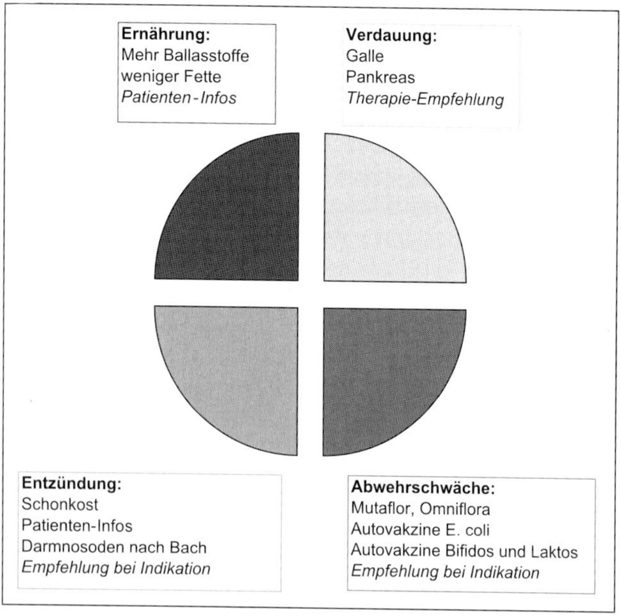

Abb. 12: Therapeutische Ansätze am Darm: „Beseitigung der Störung steht im Vordergrund“

Behandlungsmöglichkeiten am Darm werden nach allgemeinen Gesichtspunkten eingeteilt in kausal-spezifische-substitutive, diätetische, antagonistische und palliative. Vor allen Behandlungen am Darm steht jedoch eine ausgeglichene, möglichst vollwertige Ernährung.

Als kausal-spezifische Behandlungsmöglichkeiten werden diejenigen bezeichnet, welche die Ursache von Störungen direkt vermeiden oder beseitigen: Karenz unverträglicher, allergisierender oder intoleranter Nahrungsmittel, antibiotisch-antimykotisch-anthelmintische Behandlung von Durchfallerregern, Abwehrstärkung, Anregung/Substitution von Verdauungsenzymen.

Diätetische Maßnahmen zur Schonung der entzündeten Darmschleimhaut umfassen Basisdiät (eine Woche abwechselnd nur gekochter Reis und Kartoffeln), Schonkost (leicht verdauliche, gekochte Gemüse, helles Fleisch) und Sonderformen wie hypoallergene Kost, Eliminationsdiät, Rotationsdiät, Belastungsmahlzeiten u.a.

Antagonistische Wirkung besitzen lebende Bifidobakterien und Laktobazillen, sog. Probiotika und Autovakzinen. Vorbeugend und milieustabilisierend wirken lebende Hefen, z.B. Perenterol, Santax, Bierhefe.

Palliative Maßnahmen entlasten den Darm, lindern Beschwerden und unterstützen den Heilungsprozeß, z.B. Kolonhydrotherapie, Antihistaminika, Wickel, psychische Stabilisierung.

6.2 Ernährung – Verdauung – Obstipation

Die wichtigste Behandlungsmöglichkeit am Darm ist die Ernährung. Eine nach den Empfehlungen der „Deutschen Gesellschaft für Ernährung“ ausgerichtete Nahrung soll, je nach Körpergewicht, täglich 50–60 g Fett, 1 g Eiweiß/kg

Körpergewicht, 30–40 g Ballaststoffe und keinen Zucker enthalten. Energiemäßig soll die Nahrung aus 60% Kohlenhydraten, 20% Eiweiß und 20% Fett bestehen. In der Ernährungsberatung gibt es zahlreiche Auffassungen und Strömungen über das, was für Ernährung und Verdauung wichtig ist oder sein soll. Diese z. T. extremen Auffassungen sind nicht Gegenstand dieses Buches; Ernährungsberatung kann das Dienstleistungsangebot eines Fachlabors ergänzen, doch sollten solche Empfehlungen stets den Anforderungen des Patienten und dem Konzept des Therapeuten untergeordnet werden.

Den häufigsten Fehler in der Ernährung stellt die sog. Zivilisationskost dar: zuviel Fett (in Deutschland sind täglich 100–120 g Fettverzehr belegt), zuviel Zucker und/oder zu wenig Ballaststoffe (Malnutrition). Die Folgen sind Verdauungsstörungen, Sodbrennen, Völlegefühl, Blähungen bis hin zu Obstipation und Beeinträchtigungen der Gesundheit, Übergewicht, erhöhter Blutdruck, Arteriosklerose als Risikofaktoren des Herzinfarktes.

Eine vollständige Verdauung ist die nachfolgende Behandlungsmaßnahme. Sie ist wichtig für die Versorgung unseres Körpers mit den benötigten Stoffen Eiweiße als Baustoffe, Fett für Vitamine, Baustoffe und Energie, Kohlenhydrate für die Energie, Vitamine und Spurenelemente für die Funktion. Unvollständigkeiten der Verdauung (Maldigestion) und der Aufsaugung verdauter Nahrungsbestandteile (Malabsorption) bedeuten mangelhafte Versorgung des Körpers. Hier gibt die Labordiagnose Hinweise, ob Gallenfluß angeregt, Verdauungsenzyme zugeführt oder Entzündungen der Dünndarmschleimhaut behandelt werden müssen.

Obstipation kann habituell (selten) oder ernährungs- und lebensstilmäßig bedingt sein (häufig). Die wichtigste Behandlungsmaßnahme ist ausgeglichene, ballaststoffreiche Ernährung, ausreichende Flüssigkeitsaufnahme (2–3 l täglich) und ausreichend Bewegung. Die Angabe spezieller Behandlungsstrategien der Obstipation würde den Rahmen dieses Buches sprengen.

In diesem Zusammenhang sind Angaben zu Stuhlgewohnheiten wichtig. Als physiologisch gelten zweimal/Tag bis zweimal/Woche. Die Stuhlmenge beträgt durchschnittlich 200 g/Tag. Beschaffenheit wie Farbe, Konsistenz und Geruch sind ernährungs- und verdauungsabhängig und können wichtige anamnestische Angaben liefern.

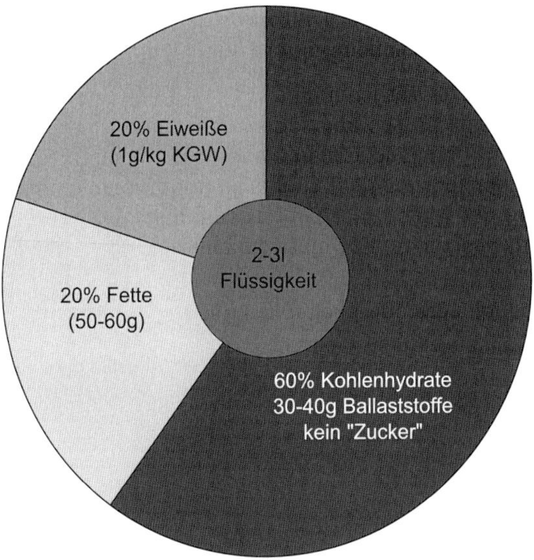

Abb. 13: Ernährungsempfehlung der Deutschen Gesellschaft für Ernährung

6.3 Kräftigung der Körperabwehr

„Abwehrschwäche an der Darmschleimhaut“ ist die Labordiagnose bei ca. 40% der Einsendungen ins Fachlabor. Sie ist die wichtigste Indikation zur Kräftigung der Körperabwehr, zur Therapiemaßnahme Immunstimulation, die jedoch auch gerne zur „Umstimmung“ insbesondere bei all-

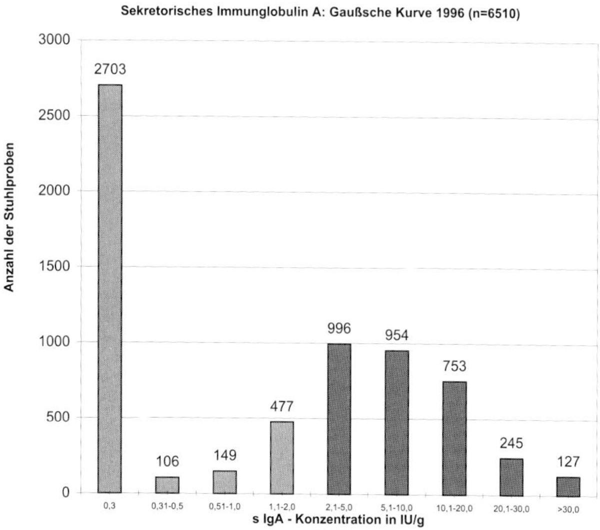

Abwehrschwäche bei ca. 40% der Einsendungen

Therapie:
- Ursachenbeseitigung
- Autovakzine E. coli oral
- Kommerzielle Präparate: Mutaflor, Symbioflor, Colibiogen
- Dosis-Wirkungs-Beziehung: mindestens 10^9 KbE/Tag über 4 Wochen, Kontrolluntersuchung

Abb. 14: Therapeutische Ansätze am Darm: „Orale Immunstimulation“

ergie- und umweltbelasteten Patienten verwendet wird. Ziel der Immunstimulation ist die Beseitigung der Abwehrschwäche, die Kräftigung der Körperabwehr an der Darmschleimhaut, meßbar mittels des Parameters „sekretorisches Immunglobulin A". Wird dieses in den Normbereich über 2 IU/g gehoben, war die Maßnahme erfolgreich, ansonsten müßte sie verlängert werden.

Die Kräftigung der Körperabwehr an der Darmschleimhaut kann mittels kommerzieller Präparate (Mutaflor, Rephalysin, Colibiogen, Symbioflor) oder mittels individueller Autovakzine erfolgen. Die wirksamen Bestandteile sind Lipopolysaccharide aus der Zellwand von E. coli. Neueste Forschungsergebnisse deuten auch bei Laktobazillen immunstimulierende Kapazitäten an. Die Wirkung tritt bei lebenden wie inaktivierten Keimen auf, sie ist jedoch von einer ausreichender Dosierung, mindestens 1 Milliarde Keime/Tag, und der Zeitspanne abhängig, Einnahme mindestens vier Wochen. Einnahme und Wirkung ahmen den natürlichen Weg der Aktivierung der Körperabwehr nach, nur mit höheren Keimmengen. Die eingenommenen Keime werden im Dünndarm über die Peyer-Platten aufgenommen, die Informationen über die Antigene an lokale Lymphknoten auch an andere Schleimhäute weitergegeben und verarbeitet, worauf die intraepithelialen Lymphozyten im Darm spezifisches sekretorisches Immunglobulin A bilden und an die Schleimhautoberfläche sezernieren. Die Wirkung ist abhängig von der Reaktionsbereitschaft des Körpers, die Dauer der Wirkung ist individuell, möglicherweise drei bis sechs Monate.

6.4 Enzündung und Enteropathogene

Akute und chronische Entzündungen an der Darmschleimhaut haben vielfältige Ursachen, jedoch nur wenige Behandlungsmöglichkeiten. Ist die Ursache bekannt, sollte kausal mit guten Heilungsaussichten therapiert werden.

Akute Diarrhöen als Selbstreinigungsprozeß des Körpers sind in der Regel selbstbegrenzend, d.h. eine Behandlung ist bei den meisten Patienten nicht nötig. Sollte die Diarrhö länger als drei Tage anhalten und/oder Fieber auftreten, ist eine spezifische Therapie indiziert, die mittels Stuhldiagnostik verifiziert werden muß.

Bei enteropathogenen Bakterien sind Antibiotika indiziert, z.B. Bactrim, Baypen, Ciprofloxazin. Bei enteropathogenen Viren gibt es keine spezifische antivirale Therapie. Bei enteropathogenen Parasiten sind Antiparasitika indiziert, z.B. Tinidazol, Biltricide.

Zusätzlich sind Basisdiät oder Schonkost, Carbo medicinalis, lebende Hefen, z.B. Perenterol, lebende Bifidobakterien und Laktobazillen, z.B. Omniflora, hilfreich.

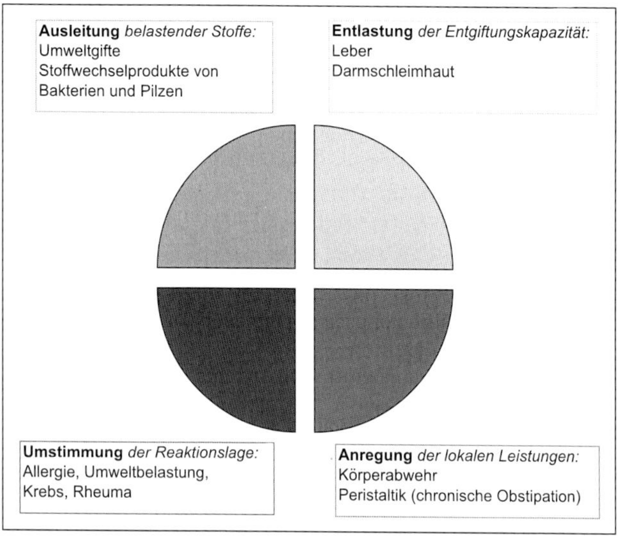

Abb. 15: Therapeutische Ansätze am Darm: „Kolonhydrotherapie"

Chronische Diarrhöen, Morbus Crohn, Colitis ulcerosa oder Colon irritabile sind bei Diarrhöen länger als zwei Wochen zu vermuten und mittels Endoskopie und Histologie zu verifizieren.

Spezifische Therapiemöglichkeiten gibt es nicht, da die Ursachen nicht bekannt sind. Behandelt wird in der Regel mit Salazosulfapyridin, Kortison und Einläufen mit Cocktails aus kurzkettigen Fettsäuren. Zusätzlich können Kolonhydrotherapie und psychische Stabilisierung hilfreich sein.

6.5 Nahrungsmittelunverträglichkeit, -allergie, -intoleranz

Nahrungsmittelunverträglichkeit, die Histaminose, scheint weiter verbreitet zu sein, als bisher angenommen. Die Diagnosestellung erfolgt routinemäßig; Schwierigkeiten bereitet jedoch das Finden des/der verursachenden Nahrungsmittel. Da keine spezifischen Labortests zur Verfügung stehen, muß vom Patienten ein Tagebuch geführt werden, in das alle verzehrten Speisen und Getränke eingetragen werden. In dieser Zeit sollte auf industriell hergestellte Lebensmittel verzichtet werden. Sie enthalten meist undeklarierte Komponenten (z.B. Glutamat als Geschmacksverstärker, Farb- und Konservierungsstoffe). Die letzte „diagnostische“ Möglichkeit sind Provokationstests mit den vermuteten Nahrungsmitteln. Therapeutisch steht die Karenz des/der verursachenden Nahrungsmittel im Vordergrund. Im akuten Fall können Antihistaminika eingenommen werden, z.B. Chromoglyzin, Fenistil, Loratandin.

Nahrungsmittelallergien bereiten diagnostisch keine Schwierigkeiten, der Verdacht kann mittels Stuhl- und Blutuntersuchungen ausgeräumt oder bestätigt werden, Blutuntersuchungen zeigen die Allergene auf. Therapeutisch steht die Karenz des/der verursachenden Nahrungsmittel im Vordergrund. Im akuten Fall können Antihistaminika eingenommen werden, z.B. Chromoglyzin, Fenistil, Loratandin. Langfristig kann Desensibilisierung eingesetzt werden. Oftmals ändert sich die Reaktionslage des Körpers, so daß nach längerer Karenz die Allergie erlischt und diese Nahrungsmittel wieder reaktionslos verzehrt werden können.

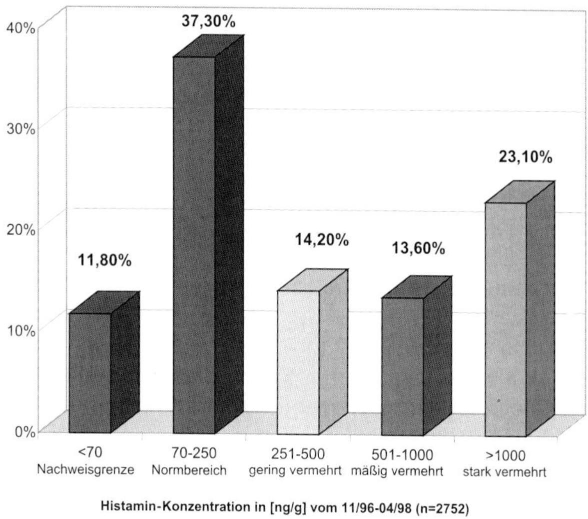

Histaminose bei ca. 37% der Einsendungen

Therapie:
Ursachenbeseitigung:
- keine industriell hergestellten Lebensmittel (Natriumglutamat, Stabilisatoren, Konservierungsmittel, Farbstoffe)
- kein Rotwein, Hartkäse, Fisch, Schokolade (aus bakterieller/mykotischer Fermentation?)

Antihistaminika

Fragen: Mangel an MAO/DAO?
Wird Histamin von Darmflora gebildet? (ca. 50% nein!)

Abb. 16: Therapeutische Ansätze am Darm: „Nahrungsmittelunverträglichkeit"

Nahrungsmittelintoleranzen sind diagnostisch für den Patienten belastend, da Sicherheit nur nach Testmahlzeiten mit 50 g „Zucker“ und nachfolgendem Wasserstoffatemtest gegeben ist. Unser Körper handelt ökonomisch, die Disaccharidasen werden nur bei Bedarf gebildet, so daß Diagnosen wie Laktoseintoleranz, die angeblich in Deutschland bei 10–20% der Bevölkerung und in Asien und Afrika bei 100% der Bevölkerung auftreten sollen, kritisch interpretiert werden müssen, insbesondere sollte eine bakterielle Überwucherung des Dünndarms mit Dickdarmkeimen abgegrenzt werden. Therapeutisch steht die Karenz des/der verursachenden Zucker im Vordergrund, wobei z.B. bei nachgewiesener Laktoseintoleranz nicht auf Milchprodukte wie Joghurt und Quark verzichtet werden muß, diese enthalten nur minimale Mengen an Laktose.

6.6 Antimykotische Therapie

Die Therapiebedürftigkeit der Labordiagnose „Mykose des Darmes“ fußt auf vier Säulen: der klinischen Symptomatik (Meteorismus, Diarrhö, Müdigkeit, Entzündung), der Keimquantität (mehr als 10^4 KbE Pilze/g Stuhl; Ausnahme sind hochbelastete Patienten, hier kann schon bei geringeren Pilzmengen antimykotisch therapiert werden), der Keimqualität (Pathogenität, Virulenz) und dem Antimykogramm (hohe Resistenzen insbesondere bei Imidazolen lassen eine antimykotische Therapie ohne vorhergehende Testung vor allem bei systemischen Mykosen als Kunstfehler erscheinen).

Antimykotisch wirksam sind Chemotherapeutika, lokal auf der Schleimhaut Nystatin und Natamycin, systemisch Amphothericin B und 5-Fluorocytosin, weniger die Imidazole (Miconazol, Econazol, Ketoconazol, Clotrimazol, Itraconazol). Naturheilkundliche Mittel sind Teebaumöl, Zitrussamen und ätherische Öle (z.B. Kamille, Knoblauch, Zwiebel), bei denen eine systemische Wirksamkeit jedoch fraglich ist. Die Dosierung aller Mittel sollte individuell angepaßt und ausreichend hoch sein, die Dauer der Therapie 14 Tage nicht unterschreiten. Der Erfolg der Therapie sollte über Stuhluntersuchungen kontrolliert werden. Um Herxheimer-Reaktionen durch den Zerfall großer Pilzmengen zu vermeiden, die fälschlicherweise als Unverträglichkeiten der Mittel interpretiert werden, ist vor Therapiebeginn der Darm zu entleeren, z.B. durch Abführmittel, Einlauf oder Kolonhydrotherapie.

Um Pilzrezidive zu vermeiden, sind prädisponierende Beteiligungen des Körpers zu beachten und möglichst auszuschalten, insbesondere Abwehrschwäche an der Darmschleimhaut und einseitige Ernährung.

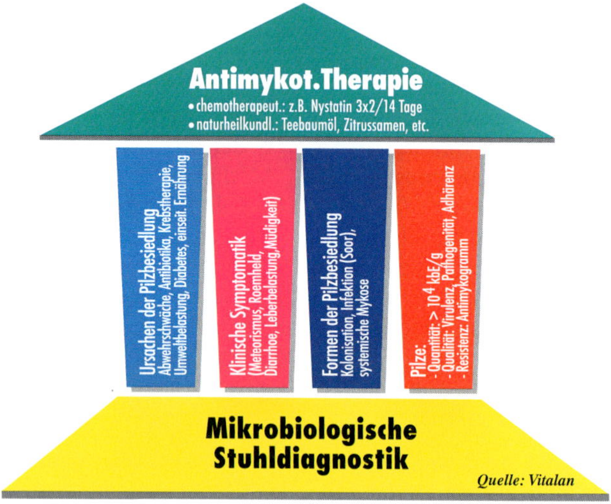
Antimykot.Therapie
• chemotherapeut.: z.B. Nystatin 3x2/14 Tage
• naturheilkundl.: Teebaumöl, Zitrussamen, etc.
Ursachen der Pilzbesiedlung
Abwehrschwäche, Antibiotika, Krebstherapie,
Umweltbelastung, Diabetes, einseit. Ernährung
Klinische Symptomatik
(Meteorismus, Roemheld,
Diarrhoe, Leberbelastung,Müdigkeit)
Formen der Pilzbesiedlung
Kolonisation, Infektion (Soor),
systemische Mykose
Pilze:
- Quantität: > 10^4 kbE/g
- Qualität: Virulenz, Pathogenität, Adhärenz
- Resistenz: Antimykogramm
Mikrobiologische
Stuhldiagnostik
Quelle: Vitalan

"Le microbe c'est rien, le soustrat c'est tout."

Paul Bernard, 1880

Abb. 17

6.7 Bakterielle Dünndarmüberwucherung

Die Labordiagnose „bakterielle Überwucherung des Dünndarms mit Dickdarmkeimen“ kann aus Stuhlanalysen nicht gestellt werden. Definitionsgemäß handelt es sich um Dünndarmüberwucherung, wenn im Dünndarminhalt, dem Chymus, mehr als 10^6 KbE/g Keime vorhanden sind. Dies kann direkt nur mittels endoskopischer Aspiration vom Chymus erfolgen. Als indirekte Methoden können der Wasserstoffatemtest nach einer Testmahlzeit – vorausgesetzt, es liegt keine Disaccharidintoleranz vor – und der Schilling-Bluttest, Kontrolle der Vitamin B_{12}-Resorption im Dünndarm, verwendet werden.

Ursachen der Dünndarmüberwucherung können Allergien, Umweltbelastungen, Strahlenenteritis infolge Bestrahlung, Glutenenteropathie, Alkohol, Resektion der Bauhin-Klappe, Motilitätsstörungen, Stase in Divertikeln sowie Abwehrschwäche an der Darmschleimhaut sein.

Auswirkungen der Dünndarmüberwucherung sind Störungen von Schleimhaut und Verdauung, Steatorrhö infolge von Maldigestion (Dekonjugierung der Gallensäuren durch Bacteroides und/oder Unterbrechung des enterohepatischen Kreislaufs derselben) und Malabsorption, Anämie infolge Vitamin B_{12}-Mangel, Meteorismus, Diarrhö.

Therapeutische Ansätze sind kausal, sie richten sich nach der auslösenden Krankheit, der Ursache und ggf. der Symptomatik. Kurzzeitige Ansätze sind Antibiotika (Bactrim und Clont), Colestyramin (z.B. Quantalan zur Bindung der Gallensäuren), Carbo medicinalis.

6.8 Mikrobiologische Therapie

Kolb definiert „Mikrobiologische Therapie“ als Therapie mit lebenden oder inaktivierten Mikroorganismen oder deren

Stoffwechselprodukten. Sie ersetzt überholte Begriffe wie „Symbioselenkung“, „Wiederaufforstung“, „Implementierung“. Oral eingenommen wurden Mikroorganismen schon immer über Nahrung, Flüssigkeiten und Körperkontakt. Als erste zeigten Metschnikoff mittels gegorener Milchprodukte (laktobazillenhaltige Probiotika) und Nissle mittels antagonistisch hochwertiger E. coli therapeutische Ansätze.

Die orale Mikrobiologische Therapie fußt auf drei Säulen: der abwehrstärkenden Wirkung lebender oder inaktivierter E. coli, der antagonistischen Wirkung lebender Bifidobakterien und Laktobazillen (abwehrstärkende Wirkung scheint auch möglich zu sein) und der milieustabilisierenden Wirkung lebender Hefen.

Orale Mischpräparate, z.B. BronchoVaxom, UroVaxom, Luivac, stärken die lokale Abwehr auch an anderen Schleimhäuten und werden prophylaktisch bei rezidivierenden Infekten der oberen Luftwege oder der ableitenden Harnwege eingesetzt.

Orale Impfstoffe, z.B. Sabin, Typhoral, können Polio oder Salmonellose verhindern.

Mikroorganismen können auch parenteral, in der Regel subkutan verabreicht werden. Sie stärken spezifisch die systemische Körperabwehr (z.B. Colibiogen, Recarcin, Utilin) oder sie werden zur Umstimmung gegeben (z.B. Anningzochin, Arthrokehlan, Omnadin, Ribomunil). Auch in einer speziellen Krebstherapie, der Hyperthermie, werden fiebererzeugende Mikroorganismenpräparate eingesetzt.

Ein altbewährter Zweig der Mikrobiologischen Therapie sind Autovakzinen. Sie werden aus patienteneigenen Bakterienstämmen hergestellt, ihre Wirkung ist damit individuell, adaptiert, sanfter und meist deutlich wirksamer als bei den kommerziellen Präparaten; hinzu kommen deutlich niedrigere Tagestherapiekosten.

6.9 Einfluß von Antibiotika auf die intestinale Ökologie

Die intestinale Ökologie, speziell die Darmflora, wird infolge von Antibiotikatherapie viel weniger beeinflußt, als allgemein angenommen wird. Der Einfluß aller gängigen Antibiotika wurde von norwegischen Arbeitsgruppen an Freiwilligen detailliert untersucht; je nach Spektrum (Schmalspektrum gegen grampositive oder gramnegative Keime, Breitspektrum gegen beide Gruppen), Ausscheidungsart (nur bei Ausscheidung über die Galle sind Wirkungen im Darm möglich, bei Ausscheidung über die Niere nicht) und Substanzspezifität werden bestimmte Keimgattungen reduziert, die sich jedoch nach wenigen Tagen wieder im Normbereich befinden. Langzeitschäden wurden nicht festgestellt.

Der ewige Traum der Darmchirurgen, die totale Dekontamination des Darms, ist auch mittels umfangreicher Antibiotikakombinationen nicht möglich; kurzfristig wird die sog. „selektive Darmdekontamination" angewendet, um postoperative Infektionsrisiken zu minimieren.

Die Schädigung der Darmflora bewirkt eine Öffnung der ökologischen Nische, die insbesondere bei abwehrgeschwächten Patienten, z.B. Krebstherapie, Intensivstation, durch Pilze besetzt werden kann.

Eine langzeitige Antibiotikatherapie kann, abhängig von der Substanz, immunsuppressiv wirken. Generell kann gesagt werden, daß Aminoglykoside und Tetrazykline mikroökologisch günstig, Metronidazol und Sulfonamide neutral und Penicilline, Cephalosporine, Makrolide und Imipenem ungünstig wirken.

6.10 Zusammenfassung des 6. Kapitels

Im 6. Kapitel werden nach einem historischen Überblick moderne therapeutische Möglichkeiten am Darm, die sich gezielt aus Labordiagnosen von Stuhlanalysen ergeben, aufgezeigt. Diese Möglichkeiten können allein oder in Kombination mit anderen angewendet werden. Um Erfolg zu haben, sollte die Reihenfolge der Maßnahmen jedoch stets kausal/spezifisch/substitutiv, ergänzt durch diätetische, antagonistische und palliative Maßnahmen sein. Im Vordergrund der Behandlung am Darm steht zweifelsfrei immer die Ernährung bzw. die Verdauung, gefolgt von abwehrstärkenden und entzündungshemmenden Strategien. Von wachsender Bedeutung sind Nahrungsmitelunverträglichkeiten (Histaminose) und -allergien. Ergänzt werden diese Angaben mit Hinweisen zu antimykotischer Therapie, mikrobiologischer Therapie, bakterieller Dünndarmüberwucherung und dem Einfluß von Antibiotika auf die intestinale Ökologie.

Literatur

Ahrens, J.: Klinische Wirksamkeit eines oralen Immuntherapeutikums. Therapiewoche 34 (1984) 3469-3475.

Andre, F., Andre, C., Colin, L., Cavagna, S.: IgE in stools as indicator of food sensitization. Allergy 50 (1995) 328-333.

Baumgärtel, T.: Diskussionsbeitrag „Coli". Med. Rehabil. 7 (1966) 61-62.

Beyerhaus, G., Lienhop, E., Stüttgen, G.: Experimentelle Untersuchungen zur biologischen Wirkung von Colistoffwechselprodukten. Fortschr. Med. 73 (1955) 318-322.

Brandtzaeg, P.: Polymeric IgA is complexed with secretory component on the surface of human intestinal epithelial cells. Scand. J. Immunol. 8 (1978) 39-52.

Braun, O.H., Dehnert, HJ., Gedek, B., Haehnel, H., Hoffmann, K., Kienitz, M., Knothe, H., Mayer, J.B., Mossel, D.A.A., Reploh, H., Reuter, G., Seeliger, H.P.R., Werner, H.: Methoden und Ergebnisse der bakteriologischen Stuhluntersuchungen. Zbl. Bakt. 1. Abt. Orig. A 203 (1967) 518-546.

Burkhardt, F. (Hrsg.): Mikrobiologische Diagnostik. Thieme, Stuttgart/New York 1992.

Camerer, W.: Verdauungsstörungen: Ist die Darmflora intakt? Ärztl. Praxis 34 (1982) 1302-1304.

Canley, J.R.: Prevention of bacterial infections of mucosal surfaces by immune secretory IgA. Adv. Exp. Med. Biol. 107 (1978) 461-470.

Carraz, M., Yarvordios, D.: Behandlung durch polyvalenten Impfstoff über die Schleimhaut und lokale Immunität. Therapiewoche 23 (1973) 3319-3322.

Crowther, J.S.: Transport and storage of faeces for bacteriological examination. J. Appl. Bact. 34 (1971) 477-483.

Daniel, V., Lenhard, V.: Immunmodulation: Immunologische und therapeutische Aspekte. Die gelben Hefte 26 (1986) 49-59.

Donaldson, R.M.: Normal bacterial population of the intestine and their relation to intestinal function. New Engl. J. Med. 270 (1964) 938-945, 994-1001, 1050-1056.

Edlund, C., Kager, L., Malmborg, A.S., Sjöstedt, S., Nord, C.E.: Effect of ofloxazin on oral and gastrointestinal microflora in patients undergoing gastric surgery. Eur. J. Clin. Microbiol. Infect. Disease 7 (1988) 135-143.

Fahrländer, H.: Die Nahrungsmittelallergien. Dtsch. med. Wschr. 107 (1982) 1892-1897.

Finegold, S.M.: Intestinal bacteria. The role they play in normal physiology, pathological physiology, and infection. Calif. Med. 110 (1969) 455-459.

Flasshoff, H.J., Noack, M.: Bestimmung von Lysozym und PMN-Elastase in den Fäzes als Screening in der Diagnostik entzündlicher Dickdarmerkrankungen. Schwerpunktmed. 10 (1987) 26-29.

Forget, P.F., Sadoyez-Goffoux, F., Zapitelli, A.: Permeability of the small intestine to Cr51 EDTA in children with acute gastroenteritis or eczema. J. Pediat. Gastroenterol. 4 (1985) 393.

Friedrichsen H.P.: Ganzheitliche Allergiebehandlung in einer Spezialklinik. Erfahrungsheilk. 39 (1990) 211-218.

Fuller, R.: Probiotics in man and animals. J. Appl. Bact. 66 (1989) 365-378.

Gedek, B.: Regulierung der Darmflora über die Nahrung. Zbl. Hyg. 191 (1991) 277-301.

Geiser, G.: Prophylaxe von Atemwegserkrankungen in einem industriellen Großbetrieb: eine Doppelblindstudie mit Broncho-Vaxom. Acta Therapeutica 9 (1983) 289-303.

Gorbach, S.L., Cornick, N.A., Silva, M.: Effect of bismuth-subsalicilate on faecal microflora. Rev. Inf. Dis. 12 (1990) S21-S23.

Haenel, H.: Mikroökologie und Ernährung. Ernährungsforsch. 16 (1971) 99-111.

Haralambie, E.: Bakteriologische und mykologische Untersuchungen des Stuhles. Stuhldeutung oder Diagnose? Therapiewoche 41 (1991) 1556-1562.

Hoffmann, K.: Bakterielle Besiedlung des Darmes. Theoretische und klinische Medizin in Einzeldarstellungen, Bd. 23. Hüthig, Heidelberg 1966.

Ionescu, G., Radovici, A., Negoescu, A., Preda, I., Mahal, H.: Zirkulierende Immunkomplexe, spezifisches IgE gegen Nahrungsmittel- und Inhalationsallergene. Serumhistaminspiegel und Darmpermeabilitätsstörungen bei Neurodermitikern vor und nach Testmahlzeiten. Immun. Infekt. 133 (1985) 147-155.

Ionescu, G., Jecht, E.W., Leimbeck, R., Shahani, K.: Orale Laktobazillen bei atopischem Ekzem. ORTHOsupplement 2 (1988) 1-3.

Jackson, P.G., Lessaf, H.H., Bakter, R.W., Ferret, J., Macdonald, D.M.: Intestinal permeability in patients with eczema and food allergy. Lancet i (1981) 1285.

Johnson, R. J. (Ed.): Physiology of the gastrointestinal tract. 2nd. ed. Rave Press, New York 1987.

Kolb, H.: Mikrobiologische Therapie bei Akne und Ekzem. Ärztezschr. Naturheilverf. 23 (1982) 36-42.

Kolb, H.: Mikrobiologische Therapie bei Obstipation. Erfahrungsheilk. 34 (1985) 139-142.

Kolmannskog, S., Haneberg, B., Marhaug, G., Bolle, R.: Immunglobulin E in extract of feces from children. Int. Arch. Allergy Appl. Immun. 74 (1984) 50-54.

Linzenmeier, G., Haralambie, E.: Darmfloraanalysen bei klinischen Therapiestudien. FAC 4 (1985) 933-940.

Löser, C.: Elastasebestimmung im Stuhl. Therapie und Erfolg 4/1997, 411-413.

Ljungberg, B., Nilsson-Ehle, I., Edlund, C., Nord, C.E.: Influence of Ciprofloxazin on the colonie microflora in young and elderly volunteers: no impact of the altered drug absorbtion. Scand. J. Infect. Dis. 22 (1990) 205-208.

Maas, C., Rusch, V., Zimmermann, K.: Das Konzept Mikrobiologische Therapie. Erfahrungsheilk. 32 (1983) 565-568.

Male, O., Boltz-Nitulescu, B.: Tierexperimentelle Studien über die Persorption von Candida albicans und die intestinale Auslösung einer Immunantwort. Wien. Klin. Wschr. 91 (1979) 826-830.

Meijer-Severs, G.J., van Santen, E., de Vries-Hospers, H.G.: Low-dose Ciprofloxazin for selective decontamination of the digestive tract in human volunteers. Eur. J. Clin. Microbiol. Infect. Dis. 9 (1990) 285-287.

Mittelstaedt, A., Sonnenschein, B., Sporrer, T.: Morbus Crohn: Besserung durch ein Zucker-Peptid-Gemisch. Ärztl. Praxis 35 (1983) 777-781.

Mitsuoka, T., Hayakawa, K.: Die Faecalflora des Menschen. 1. Mitteilung: Die Zusammensetzung der Faecalflora der verschiedenen Altersgruppen. Zbl. Bakt. Abt. 1. Orig. A 223 (1972) 333-342.

Moore, W.E.C., Holdeman, L.V.: Discussion of current bacteriological investigation of the relationships between intestinal flora, diet and colon cancer. Cancer Res. 35 (1975) 3418-3420.

Moore, W.E.C., Holdeman, L.V.: Human fecal flora: The normal flora of 20 Japanese-Hawaiians. Appl. Microbiol. 27 (1974) 961-979.

Müling, D.: Behandlung chronisch Leberkranker mit Laktulose und Bifidum-Milch. Grundlagen und Probleme. Fortschr. Med. 106 (1988) 369-372.

Perger, F.: Regulationsstörungen und Darmkeimverhältnisse. Erfahrungsheilk. 34 (1985) 816-828.

Petzold, K., Müller, E.: Tierexperimentelle und zellbiologische Untersuchungen zur Wirkung von Saccharomyces cerevisiae Hansen CBS 5926 bei der unspezifischen Steigerung der Infektionsabwehr. Drug Res. 36 (1986) 1085-1088.

Pollard, M., Sharon, N.: Responses of the Peyer's patches in germfree mice to antigenic stimulation. Infect. Immun. 2 (1970) 96-102.

Raettig, H.: Ein Enteritis-Oralimpfstoff aus zwölf hitzeinaktivierten Enterobakteriazeen. 1. Mitteilung: Theoretische und epidemiologische Grundlagen. Zbl. Bakt. Mikrobiol. Hyg. A 245 (1979) 287-300.

Raibaud, P.: Bacterial interactions in the gut. Proc. Meeting „Probiotics and Pathogenicity", Vedbaek, 13.-15. Mai 1993.

Reddy, G.V.: Natural antibiotic activity of Lactobacillus acidophilus and bulgaricus. III. Production and partial purification of bulgarican from L. bulgaricus. Cult. Diary Prod. J. 18 (1983) 15-19.

Rieth, H., Blechschmidt, J., Kühn, R.: Pathogene Hefen sind ernstzunehmende Krankheitserreger. GIT-Suppl. 6 (1988) 13-16.

Rosler, P.: Die intestinale Ökologie. Resonanz, Mannheim 1994.

Ruchti, C., Gerber, H.A., Hess, H.W., Keller, H.U., Cottier, H.: Zur Barrierefunktion des menschlichen Darmes: Mechanismen des Antigeneintritts und der antimikrobiellen Schutzfunktion. Therap. Umschau 37 (1980) 161-167.

Rusch, V., Hyde, R.M., Luckey, T.D.: Immunmodulation in Tiermodellen mit Präparaten intestinaler Bakterien. Cytobiol. Rev. 6 (1982) 82-88.

Savage, D.C., Dubois, R., Schaedler, R.W.: The gastro-intestinal epithelium and its autochtonous bacterial flora. J. Exp. Med. 127 (1968) 67-76.

Schmiegel, W.H., Hamann, A., Thiele, H.G.: Darmassoziiertes Immunsystem. Dtsch. med. Wschr. 107 (1982) 267-270.

Schuler, R., Hilpert, R., Meier, H.: Eine Methode zur quantitativen Erfassung der Faecal-Flora im Routinelaboratorium. Ärztl. Lab. 32 (1986) 205-212.

Seifert, J., Krumbach, J., Lob, G.: Einfluß des Magen-Darm-Traktes auf die Immunitätslage. Münch. Med. Wschr. 124 (1982) 935-936.

Shahani, K.M.: Natural antibiotic activity of Lactobacillus acidophilus and bulgaricus. II. Isolation of acidophilin from L. acidophilus. Cult. Diary Prod. J. 12 (1977) 8-11.

Soldan, W., Henker, J., Sprössig, C.: Sensitivity and specificity of quatitative determination of pancreatic elastase 1 in feces of children. J. Pediatr. Gastroenterol. Nutr. 24 (1997) 53-55.

Sonnenschein, B.: Zusammensetzung und Bedeutung der Darmflora des Menschen. Erfahrungsheilk. 33 (1984) 313-316.

Sonnenschein, B., Leimbeck, R., Rosler, P.: Wie sinnvoll sind mikrobiologische und chemische Stuhluntersuchungen? Naturheilpraxis 3 (1991) 250-259.

Sonnenschein, B., Müller, E.: Mikrobielle Immunmodulatoren. Immunologische und therapeutische Aspekte. Rheuma 8 (1988) 173-179.

Stein, F., Caspary, W. F.: Fecal tests in the diagnosis of exocrine pancreatic insufficiency. Clin. Lab. (1997) 361-368.

Sundal, E.: Ursachen und Folgen der Besiedlung des Dünndarms mit Kolonkeimen. Therap. Umschau 37 (1980) 187-193.

Volkheimer, G.: Intestinale Helminthosen - Praxisproblem des Gastroenterologen. Z. Gastroenterol. 34 (1996) 534-541.

Wray, C.: Factors affecting the colonisation of alimentary tract by pathogens. Proc. Meeting „Probiotics and Pathogenicity", Vedbaek, 13.-15. Mai 1993.

Übersichten und Periodika

Müller, J., Ottenjann, R., Seifert, J. (Hrsg.): Ökosystem Darm. Springer, Heidelberg 1989.

Ottenjann, R., Müller, J., Seifert, J. (Hrsg.): Ökosystem Darm 2. Springer, Heidelberg 1990.

Seifert, J., Ottenjann, R., Zeitz, M., Bockemühl, J. (Hrsg.): Ökosystem Darm 3. Springer, Heidelberg 1991.

Bockemühl, J., Zeitz, M., Lux, G., Ottenjann, R. (Hrsg.): Ökosystem 4. Springer, Heidelberg 1993.

Zeitz, M., Caspary, W.F., Bockemühl, J., Lux, G. (Hrsg.): Ökosystem Darm 5. Springer, Heidelberg 1993.

Caspary, W.F. (Hrsg.): Maldigestion - Malabsorption. Kali Chemie Pharma, 1984.

Lankisch, P.G. (Hrsg.): Pancreatic Enzymes in Health and Disease. Springer, Heidelberg 1991.

Kaspar, H., Goebell, H. (Hrsg.): Colon and Nutrition. MTP Press, 1981.

Microbial Ecology in Health and Disease. 1989 - heute. Wiley & Sons.

van der Waaij, D., Heidt, P.J., Rusch, V.C., Gebbers, J.O. (Hrsg.): Microbial Ecology of the Human Digestive Tract. Institut für Mikrobiologie, Herborn 1990.

Nord, C.E., Heidt, P.J., Rusch, V.C., van der Waaij, D. (Hrsg.): Consequences of Antimicrobial Therapy for the Composition of the Microflora of the Digestive Tract. Institut für Mikrobiologie und Biochemie, Herborn 1993.

Stichwortverzeichnis

A

Abrams 17
Abwehr, Stärkung der lokalen 72
Abwehraktivität, vermehrte 63
Abwehrbarrieren, vier 15
Abwehrschwäche 10, 31, 34, 76, 90
Adaptation 26
Adhäsion 26
Alginat 55
Alkohol 25, 47
Allergene 101
Allergie 88
Alpha-1-Antitrypsin 64, 73
Amin, biogenes 25
Aminoglykosid 107
Ammoniak 25
Amphothericin B 103
Amylase 54
Anaerob 38
Anaerobier 28
Angriffspotential 25
Antagonismus 26
Antagonistisch 95
Antibiotikaresistenz 26
Antibiotikatherapie 90
Antibiotikum 31
Antihistaminikum 101
Antimykotisch 103
Asthma 88
Atemwege, Flora der 19
Ausscheidungsart 107
Autovakzine 40, 87, 99, 106

B

Bacillus sp. 46
Bacteroidaceae 39
Bacteroides 28, 33
Bakteriozin 26
Bakterium, aerob 37
Bakterium, anaerob 37
Bakterium, enteropathogenes 67, 73
Ballaststoff 10
Barriere, anatomische 21
Barriere, humorale 20
Barriere, immunologische 21
Barriere, mikrobielle 20
Barrieren, Austausch zwischen den 22
Basisdiagnostik 70, 72
Bauhin-Klappe 28
Befunderstellung 35
Behandlung 94
Bernhardt 17, 33
Bifidobakterium 23, 28, 33, 39, 41, 66, 93
Biocult 40, 41
Biomasse 24
Blähung 28
Blut, okkultes 67
Blut, systemische Abwehr im 21
Brustmilch 23

C

Carbo medicinalis 100
Cephalosporin 107
Chemotherapeutikum 31
Chinarestaurant-Syndrom 88
Cholagogum 58, 81
Choleretika 58
Chylomikronen 52
Chymotrypsin 53, 58, 72
Chymus 105

Clostridium 41
Colibiogen 62, 99
Colitis ulcerosa 34, 101
Colon irritabile 101
Cotazym 53, 61

D

Darm, Blutungsquelle im 67
Darm, der Tod sitzt im 93
Darm, Flora des 20
Darm, Mykose des 90
Darmepithel 15
Darmflora 15, 36
Darmflora und Wirt, Verhältnis zwischen 17
Darmflora, Rolle der 37
Darmschleim 15
Darmschleimhaut, Abwehrschwäche an der 86, 98
Darmschleimhaut, Entzündung an der 87
Dekontamination 107
Diabetes 90
Diarrhö 34, 103
Diarrhö, innere oder äußere 88
Diät, Anti-Pilz- 48
Dickdarm 28
Differentialdiagnostik 89
Disaccharidase 84
Disaccharide 54
Dünndarmschleimhaut, Zustand der 11
Durchfallerreger 31
Durchmischung 35
Dysbakterie 16
Dysbiose 16, 17
Dyspepsie 34
Dyspepsie-Coli 16
Dysturbation 17

E

E. coli 32
E.-coli-Biovare 44
EAST-Test 89
Einwaage 35
Eiweiß 10
Eiweiß, Verdauung des 53, 60
Elastase, pankreatische 59
Enterobacter 44
Enterobacteriaceae 32
Enterococcus 45
Enterokokken 27, 66
Enteropathogene 31
Entzündung 10, 57, 76, 103
Entzündung, Behandlung von 72
Entzündungsparameter 73
Entzündungsreaktion 64
Entzündungsvorgang 64
Enzym, proteolytisches 58, 59, 62
Enzymed 53
Erbrechen 88
Ernährung 9, 95
Ernährung, Mängel der 13
Ernährungsberatung 10, 72, 81
Ernährungsempfehlung 97
Escherich 16, 32
Escherichia coli 43
Essigsäure 73, 87
Eubiose 17
Eugalan 40, 41

F

Faktor, äußerer körperfremder 30
Faktor, innerer körpereigener 31
Fäulnisdyspepsie 49
Fehlernährung 10
Festal 61
Fett 10
Fett, Verdauung des 52
Fettsäure 24

Flatulenz 34
Fließgleichgewicht 9, 15, 34
5-Fluorocytosin 103

G

Gallensäure 11, 56, 72, 81, 87
Gallensäure, primäre 54
Gallensäure, sekundäre 54
Gallensäurenverlustsyndrom 57
Gärung 24
Gärungsdyspepsien 49
Gesundheits-Check 72
Glutamat 101
Gnotobionten 18
Granulozyten, Elastase der polymorphnukleären 63
Guar 55

H

Haenel 17, 33
Hämolyse 26
Haut, Flora der 19
Haut- und Haarpilze 47
Hefe, antagonistische 68
Hefen 27, 47
Hemizellulose 55
Herxheimer-Reaktion 48, 104
Histamin 73, 87
Histamin, Wert des, im Stuhl deutlich vermehrt über 1000 ng/g 88
Histaminliberator 88
Histaminose 76, 88, 101
Hoffmann 16, 33

I

Iatrogen 31
Imidazol 103
Imipenem 107
Immundiffusion 61
Immunglobulin A, sekretorisches 25, 61, 72, 86
Immunglobulin E 65
Immunglobulin E (fIgE), Wert des fäkalen, im Stuhl deutlich vermehrt über 10 kU/g 88
Immunglobulin E, fäkales 73, 87
Immunstimulation 10, 98
Immunstimulation, orale 62, 87
Immunsystem, darmassoziiertes 15
Implementierung 106
Indikator 11
Infekt, rezidivierender 34
Integrität 9
Intoxikation 26

J

Joghurt 40, 41, 93

K

Kalbfleisch 33
Kamille 103
Karenz 85, 88
Kefir 93
Keim, aerob 33
Keim, anaerob 33
Keim, Anpassungsprozeß des 18
Keim, Präparate mit lebendem 40, 41
Keimqualität 103
Keimquantität 103
Klebsiella 44
Knoblauch 103
Knoke 17, 33
Kohlendioxid 25, 47
Kohlenhydratstoffwechsel 24
Kohlenhydratstoffwechsel, Endprodukt des 66

Kokarzinogen 41
Kolonisation 26
Kolonhydrotherapie 100
Kolonisationsresistenz 24
Kompartiment 10
Konkurrenz 26
Kontaktfläche 14
Kortison 31
Körper, Integrität des 15
Körperabwehr 9
Körperabwehr, lokale 61
Körperabwehr, Training der 24
Kreatorrhö 82
Krebs 10
Krebsnachsorge 34
Kreislauf, enterohepatischer 56
Kreon 53, 61

L

Labordiagnose 10, 75, 76
Lactobacillus 28, 40
Lactobact 40, 41
Lactocidinen 28
Laktase 54
Laktobazillus 66, 93
Laktobazillus, säuretoleranter 27
Laktoseintoleranz 83
Lienhop 33
Lignin 55
Lymphozyt, intraepithelialer 61
Lysozym 25, 62, 87

M

Magensäure, überhöhte 88
Makrolid 107
Malabsorption 31, 79, 81, 83
Malabsorptionssyndrom 34
Maldigestion 31, 79, 81, 83
Malnutrition 79, 81
Maltase 54
Mastozyten 64
Matrix 27
Mediator-(Transmitter-) substanz 64
Meteorismus 34, 103
Metronidazol 107
Metschnikoff 41, 93
Mikroorganismen, Einnahme von 94
Mikroorganismus, Therapie mit lebendem oder inaktiviertem 105
Mikroökologie 33
Milchsäure 66
Milchsäuren D und L 73, 87
Milieufaktor 25
Mischpräparat, orales 106
Mizellenbildung 52, 56
Monosaccharide 54
Morbus Crohn 34, 101
Müdigkeit 103
Mutaflor 62, 99
Mykose 76, 103
Mykotoxin 47

N

Nährsubstrat 25
Nahrung 30
Nahrungsmittelallergie 10, 30, 65, 88
Nahrungsmittelintoleranz (Laktose) 30
Nahrungsmittelunverträglichkeit 10, 30, 34, 101
Natamycin 103
Neurodermitis 10, 34
Nische, ökologische 18, 107
Nissle 16, 32, 94
Normbereich 52-57, 59-66
Nystatin 103

O

Obstipation 13, 34, 96
Ödem 88
Ökologie, intestinale 9
Öl, atherisches 103
Oligosaccharide 54
Omniflora 40, 41
Ovulationshemmer 31

P

Paidoflor 41
Palliativ 95
Pankreas, exkretorischer 53
Pankreaselastase 53
Pankreasenzym 61
Parasit 67, 73
Pektin 55
Penicillin 107
Pepsin 53
Peristaltik 25
pH-Wert 23, 25, 37, 48
Physiologisch 50
Pilz 9, 37, 47
PMN-Elastase 87
PMN-Granulozyten-Elastase 73
Polysaccharide 54, 55
Probenentnahme 35
Probenmenge 35
Probiotika 41, 62
Protease 47
Proteaseninhibitor 64
Proteolyse 26
Proteus 44
Provokation 101
Pseudomonas sp. 46

Q

Qualitätskontrolle 35

R

Radikale, freie 26
RAST-Test 89
Redoxpotential 25
Rephalysin 62, 99
Rieth 33
Risikofaktor, Dysbiose als 17
Roemheld 34
Rötung 88
Ruckdeschel 17
Rusch 33

S

Saccharase 54
Saccharrhö 83
Salzsäure 53
Säugling 23
Säuregehalt 25
Scheunemann 16
Schimmelpilz 47
Schonkost 87
Schwefelwasserstoff 25
Selektion 26
Sicherheit 35
Signal, chemotaktisches 63
Spektrum 107
Staphylococcus sp. 46
Steatorrhö 57, 79, 81
Stoffwechsel (Fäulnis), Eiweiß- und Fett- 25
Stoffwechselleistung 24
Strahlen 31
Streptokokken, betahämolysierende 46
Stuhl, Eiweißgehalt des, deutlich vermehrt über 1,10 g/100 g 82
Stuhl, Fettgehalt des, deutlich vermehrt über 4,5 g/100 g 79
Stuhl, KbE/g 38
Stuhlflora 9, 36, 38

Stuhlflora, Analyse der 70, 71
Stuhluntersuchung 14
Substitution 61
Sulfonamid 107
Symbioflor 99
Symbioselenkung 106
Synergismus 26

T

Teebaumöl 103
Tetrazyklin 107
Therapie, mikrobiologische 16, 105
Therapieempfehlung 10
Therapiemöglichkeit 72
Tragant 55
Transport 35

U

Übergewicht 13
Überstimulierung 58
Überwucherung, bakterielle 28
Umweltbelastung 10, 34
Umweltgift 31
Untersuchungsmaterial Stuhl 34
Unwohlsein 88
Urtikaria 88

V

Vagina, Flora der 19
Verdauung 9
Verdauungsenzym 83
Verdauungsrückstand 9, 71
Verdauungsrückstand, quantitative Bestimmung des 30, 50, 70
Verdauungssaft 25
Verdauungsschwäche 10, 34
Verdauungsschwäche, Beheben von 72
Verdauungsstörung 10, 76
Verdauungstrakt, diagnostische Möglichkeiten am 14
Verfahren, invasives 14
Virus 67, 73
Volumen 35
Völlegefühl 34

W

Wasser 55
Wasserstoffperoxid 26, 28
Widerstandsfähigkeit 24
Wiederaufforstung 106
Wirkung, abwehrstärkende 106
Wirkung, antagonistische 106
Wirkung, milieustabilisierende 106

Z

Zellulose 55
Zitrussamen 103
Zivilisationskost 10, 13, 51, 96
Zucker 10
Zwiebel 103